# C.H.BECK  WISSEN

in der Beck'schen Reihe

W0070010

Allein in Deutschland leiden etwa acht Millionen Menschen an Migräne. Durch die immer wiederkehrenden Attacken führt die Erkrankung zu einer deutlichen Verringerung der Lebensqualität. Der Band gibt kompetent Auskunft über die Geschichte, die Häufigkeit, Auslösefaktoren, Formen und Attackenverlauf, die Pathogenese, Diagnostik, Akuttherapie und Prophylaxe der Migräne. Er berücksichtigt spezielle Aspekte bei Frauen und Kindern und enthält im Anhang eine «Checkliste Migräne» sowie einen Kopfschmerz-Kalender.

Prof. Dr. med. Dipl.-Psych. *Matthias Keidel* ist Chefarzt der Klinik für Neurologie mit Schmerzambulanz am Bezirkskrankenhaus Bayreuth und Autor zahlreicher Fachpublikationen zum Thema Kopfschmerz.

Matthias Keidel

# MIGRÄNE

Ursachen, Formen, Therapie

Verlag C. H. Beck

*Meiner Familie*

Mit 3 Abbildungen und 31 Tabellen

Originalausgabe
© Verlag C. H. Beck oHG, München 2007
Satz: Fotosatz Amann, Aichstetten
Druck und Bindung: Druckerei C. H. Beck, Nördlingen
Umschlaggestaltung: Uwe Göbel, München
Printed in Germany
ISBN 978 3 406 53608 3

*www.beck.de*

# Inhalt

# Vorwort

Migräne ist eines der häufigsten Leiden. Aufgrund der immer wiederkehrenden und über Tage anhaltenden Schmerzattacken mit zusätzlichen vegetativen Beschwerden beeinträchtigt es das Leben der Betroffenen in hohem Maße. Dennoch wird die Migräne – entsprechend der Äußerung Erich Kästners: «Migräne sind Kopfschmerzen, wenn man gar keine hat» (aus «Pünktchen und Anton») – noch häufig bagatellisiert. Viele Betroffene erwähnen bei einem Arztbesuch ihre Migränebeschwerden nicht oder suchen den Arzt erst gar nicht auf.

Wir wissen jedoch heute, dass es sich bei der Migräne um eine biologisch begründbare Erkrankung handelt. Ihre Mechanismen sind schon weitgehend aufgedeckt und lassen sich dank der Fortschritte, die die Forschung in den letzten Jahrzehnten gemacht hat, sehr effizient akut und vorbeugend behandeln. Mit diesem Buch wende ich mich an alle, die unter Migräne leiden, an alle, die mitleiden, an alle, die sich für Migräne interessieren, und an alle, die diagnostizieren und therapieren.

Nach einem medizinhistorischen Abriss stelle ich die diagnostischen und klinischen Kriterien der verschiedenen Migräneformen dar. Dabei stütze ich mich auf die klassifikatorischen Vorschläge der Internationalen Kopfschmerzgesellschaft. Die unterschiedlichen Häufigkeiten der einzelnen Migräneformen werden thematisiert. Ausführlich beschreibe ich die vielfältigen Erscheinungsbilder und Verläufe der Migräneattacken und Auraformen. Die Ursachen und Entstehungsbedingungen der Migräne werden nach dem aktuellen Wissensstand erörtert. Ich gehe auf wesentliche Differentialdiagnosen ein und erläutere die apparative Zusatzdiagnostik, die mitunter zur Abgrenzung der Migräne von symptomatischen Kopfschmerzen erforderlich ist. Die vorgestellten Therapiekonzepte zur Attackenkupierung und Migränevorbeugung orientieren sich an den Therapieempfehlungen der Deutschen Migräne- und Kopfschmerzgesellschaft und der Deutschen Gesellschaft für Neurologie. Eigene Kapitel sind den speziellen Aspekten der Migräne bei Frauen sowie den Migränebesonderheiten bei Kindern gewidmet. Im Anhang finden sich eine «Checkliste Migräne» und ein Kopfschmerz-Kalender. Die angegebenen Internet-Links ermöglichen auch eine Kontaktaufnahme mit den Migräne-Selbsthilfegruppen.

Das Buch wurde in der Absicht verfasst, als hilfreicher Begleiter und Ratgeber zur Linderung des Migräneleids und zur Verbesserung der Lebensqualität beizutragen. Es soll aufklären und vorbeugen, und es soll dem interessierten Leser Antworten auf seine vielfältigen Fragen geben. Unter solchen Prämissen sei ihm eine wohlwollende Aufnahme gegönnt.

Herrn Stefan Bollmann und dem Team des Verlags C. H. Beck möchte ich für die große Unterstützung bei der Realisierung des Buches danken.

*Bayreuth, im Juli 2007*                    *Matthias Keidel*

# I. Einleitung

Migräne gehört zu den häufigsten chronischen Erkrankungen. An ihr leiden in Deutschland etwa acht Millionen Menschen. Nahezu jeder vierte deutsche Bürger hat im Laufe seines Lebens einmal Migräneattacken erlitten. Von zehn Kopfschmerzbetroffenen leiden neun an Migräne oder Spannungskopfschmerz und nur ein Patient an einem anderen Kopfschmerztyp.

Derzeit werden anhand einer international gültigen Klassifikation mehr als 200 Kopf- und Gesichtsschmerzen unterschieden. Es lassen sich jedoch nur weniger als 10 % der Kopfschmerzen auf Erkrankungen zurückführen, die sich nicht als Migräne oder andere so genannte primäre Kopfschmerzen äußern.

Das Migräneleiden führt durch die immer wiederkehrenden Attacken zu einer deutlichen Verringerung der Lebensqualität mit Behinderungen im Alltags- und Berufsleben, die einen erheblichen Leidensdruck erzeugen können. So hat sich in einer Befragung von 1820 erwerbstätigen oder studierenden Frauen, die an einer Migräne leiden, für Deutschland gezeigt, dass 90 % der Befragten in ihrem psychischen Wohlbefinden beeinträchtigt sind und angeben, dass ein Leben ohne Migräne besser wäre. Zwei Drittel der Betroffenen sind in ihren Freizeitaktivitäten und sozialen Beziehungen durch Versäumnisse und Absage von privaten Terminen aufgrund der Migräne beeinträchtigt, und etwa drei Viertel der Befragten können ihre Anforderungen in Beruf oder Studium durch migränebedingte Ausfallzeiten nicht erfüllen.

Indirekte Krankheitskosten, die durch Arbeitsunfähigkeit oder reduzierte Leistungsfähigkeit am Arbeitsplatz entstehen, werden in Deutschland auf rund 3,4 Milliarden Euro und die direkten Krankheitskosten durch ambulante und stationäre Behandlung sowie Medikamentenkosten auf ca. 400 Millionen Euro pro Jahr geschätzt. Die Gesamtkrankheitskosten der Migräne werden mit ca. 4,3 Milliarden Euro pro Jahr angesetzt.

Leider suchen nur etwa die Hälfte der Migränepatienten einen Arzt auf, und nur ein Drittel der Migränepatienten ordnen die erlebten Kopfschmerzen einer Migräne zu. Zu viele Patienten behandeln sich selbst vorwiegend mit freiverkäuflichen Schmerzmitteln, die nicht allzu selten missbräuchlich regelmäßig eingenommen werden.

Das vorliegende Buch möchte über die Migräne aufklären, damit zu einem möglichst frühzeitigen Erkennen und adäquaten Behandeln der Migräne beitragen und den Aufbau eines vorbeugenden Gesundheitsverhaltens fördern. Im Folgenden wird u. a. auf Entstehungsbedingungen, Erscheinungsformen, Diagnosestellung, Akutbehandlung und vorbeugende Maßnahmen eingegangen werden.

## 2. Medizinhistorie

Migräne ist eine Erkrankung, die seit den Anfängen der Menschheitsgeschichte bekannt ist. Früheste Belege von Kopfschmerzerkrankungen reichen bis in das sechste Jahrtausend v. Chr. zurück. Entsprechend der magisch-mystischen und religiösen Vorstellungen der Frühzeit wurde der Kopfschmerz als das Werk böswilliger Geister angesehen, wie sich sumerischen, babylonischen und assyrischen Tafeln bzw. Schriften entnehmen lässt. In den Schädel gemeißelte Löcher (Trepanationen) sollten wahrscheinlich dazu dienen, die für die Kopfschmerzen verantwortlichen bösen Geister aus dem Kopf und Gehirn entweichen zu lassen. Solche Schädel-Trepanationen zur Kopfschmerzbehandlung wurden gelegentlich sogar noch in der Zeit der Renaissance durchgeführt.

Auch die Pharaonen litten schon unter Migräne. Auf einem ägyptischen Papyrus aus dem Jahr 1200 v. Chr. wird ein Migräneanfall mit einseitigem Kopfschmerz mit Licht- und Geräuschempfindlichkeit sowie vorhergehenden Sehstörungen beschrieben. Die Migräne wird in diesem altägyptischen Text als «Krankheit des halben Kopfes» bezeichnet. Linderung sollten Betrituale schaffen oder die Anbetung des Gottes Horos, der ebenfalls an einseitigem Kopfschmerz litt. Als Kopfschmerztherapie wurde in dem Papyrus empfohlen, ein wohl symbolisch gemeintes Krokodil mit Getreide im Maul mit einem Leinen, auf das Namen von Göttern geschrieben sind, auf den Kopf des Leidenden zu binden. Rituale mit Beschwörungs- und Zauberformeln sollten die schmerzverursachenden Dämonen vertreiben.

Neben den Pharaonen hatten auch die ägyptischen Götter unter Kopfschmerzen zu leiden. So rief die Gottheit Horos die Götter Isis und Nephthys an; diese sollten ihm einen Ersatzkopf vom Himmel schicken, da er seinen einseitigen Kopfschmerz nicht mehr länger ertragen könne.

Auch Zeus, der höchste griechische Gott, litt unter unerträglichem Kopfschmerz, aufgrund dessen er den Gott Vulkan zwang, seinen Kopf mit einer Axt zu spalten, um so entsprechend der mythologischen Überlieferung Pallas Athene, die Gottheit der Weisheit, gebären zu können.

Hippokrates (460–375 v. Chr.), der Vater der «Schulmedizin», beschreibt in seinen Werken Kopfschmerz als einen häufigen Beschwerdekomplex gefährlicher Erkrankungen mit Fieber, Übelkeit und Erbrechen.

Dem griechischen Arzt Aretaios von Kappadokien wird die erste ausführliche Beschreibung einer Migräneattacke zugesprochen. In seinen Schriften werden die Symptome dieser *Heterocrania* (Heterokranie) wie folgt beschrieben:

Und in festgelegten Fällen schmerzt der gesamte Kopf, und der Schmerz befindet sich zuweilen auf der rechten Seite und zuweilen auf der linken Seite oder in der Stirn oder der Kalotte. Und solche Attacken verändern ihre Lokalisation während des gleichen Tages ... Man bezeichnet dies als Heterokranie, eine keineswegs leichte Erkrankung ... Sie bedingt quälende, böse Symptome ... Übelkeit, Erbrechen, galliger Stoffwechsel, schwere Behinderung des Betroffenen ... Es entsteht viel Starrheit, Schwere des Kopfes, Angst, und das Leben wird zur Last. Denn die Erkrankten meiden das Licht, die Dunkelheit verbessert ihr Leiden. Sie können es auch nicht erdulden, etwas Angenehmes zu sehen oder zu hören ... Die Erkrankten sind des Lebens überdrüssig und möchten sterben.

In seinem Lehrbuch mit dem Titel *Neurologische Erkrankung* unterschied Aretaios von Kappadokien neben dem einseitigen Kopfschmerz *(Heterocrania)* einen attackenweise auftretenden Kopfschmerz *(Cephalalgia)* und einen dauernden Kopfschmerz *(Cephalaea)*. Aretaios kann somit als Vater der modernen Kopfschmerzklassifikation angesehen werden. Er nahm an, dass eine Erkältung und das Austrocknen des Körpers für die Kopfschmerzentstehung verantwortlich seien.

Gleichbedeutend mit *Heterocrania* führte Galen von Pergamon (131–201 n. Chr.) die Bezeichnung *Hemicrania* ein, die nach einer französischen Romanisierung dem heutigen Begriff Migräne zugrunde liegt. Galen ging davon aus, dass für diese *Hemicrania*

aus der Leber zum Kopf aufsteigende giftige Dämpfe verantwortlich seien. Er nahm an, dass gelbe Galle Hirnhäute und das
Gehirn reizen würde. Der Migränekopfschmerz sei jedoch nur
halbseitig, da die gelbe Galle durch die mittlere Hirnhaut (Falx),
die beide Hirnhälften trennt, zurückgehalten werde und so ein
Übertritt auf die andere Hirnhälfte verhindert werde. Der pochende Schmerzcharakter rühre von den Blutgefäßen her.

Die Galensche Säftemedizin ging davon aus, dass nicht nur
der Kopfschmerz, sondern generell Körpervorgänge durch die
vier Körpersäfte gesteuert seien, nämlich das Blut, die gelbe und
schwarze Galle sowie die Lymphe (Schleim). Die vier Säfte wür-
den auch vier unterschiedliche Temperamente bzw. Persönlich-
keitsstrukturen bedingen, nämlich den Sanguiniker, Choleriker,
Melancholiker und Phlegmatiker.

Unter Berufung auf die Galen'sche Annahme von der Migräne
als Folge einer übermäßigen aggressiven gelben Galle bestand –
bis in die Renaissance – die Behandlung von Kopfschmerz und
Migräne in einer «Säuberung des Körpers von Gallenflüssigkeit». «Gallenflüssigkeit, die Magen und Darm überschwemmt»,
sollte durch Einläufe und/oder Brechmittel eliminiert werden.
Eine kopfschmerzbehaftete «Überschwemmung» konnte ebenso
durch diätetische Maßnahmen mit fettfreiem Essen vermieden
werden, da ernährungsabhängig mit fettem Essen Galle in den
Magen gezogen würde. Das schädliche Aufsteigen der Säfte bzw.
Dämpfe aus Magen, Darm und Galle ins Gehirn sollte somit verhindert werden.

Während im Altertum die Säftemedizin im Vordergrund stand,
war das Mittelalter von der Kloster- und Kräutermedizin geprägt.
Zeugnisse belegen, dass im 13. Jahrhundert versucht wurde, mit
einem mit Essig oder Opium getränkten Schwamm Kopfschmerzen zu behandeln. Wahrscheinlich sollte auch der mit Essig
und Myrrhe getränkte Schwamm, der Jesus am Kreuz von einem
Soldaten gereicht wurde, der Schmerzlinderung dienen.

Es ist die gleiche Zeit, in der Hildegard von Bingen (1098–
1179) als Mystikerin und Nonne ihre göttlichen «Visionen» beschreibt, die als eine Schilderung visueller Migräneauren gedeutet
werden.

Ihre Visionen waren charakterisiert durch einen Lichtpunkt oder mehrere Lichtpunkte mit schimmernden Randsäumen, die an unterschiedlichen Orten des Gesichtsfeldes auftraten und sich bewegten, sich ausbreiteten oder ineinander übergingen. Die Lichtpunkte wurden von ihr als Sterne oder «flammende Augen» bei einem nicht veränderten Bewusstseinszustand erlebt. Hildegard von Bingen begründete die Einseitigkeit des Migränekopfschmerzes mit der Annahme, dass der heftige Kopfschmerz nicht ertragen werden könne, wenn er beidseitig aufträte.

Thomas Willis (1622–1675) beschrieb in seinem *Lehrbuch der Neurologie* (1672) die verschiedenen Phasen einer Migräneattacke, die unterschiedlichen Bedingungen einer Migräneaura und Hunger als einen auslösenden Faktor. Als Ursache der Migräneattacke nahm er eine veränderte Weite der Hirngefäße an (vaskuläre Migränetheorie). Willis ging davon aus, dass die Migräne durch eine Gefäßerweiterung verursacht wird. Entsprechend wurde von ihm das auf die Gefäßweite einwirkende Koffein als eine Behandlungsmöglichkeit der Migräne angegeben.

Dieser Theorie der gefäßbedingten Entstehung der Migräne stellte Edward Liveing im 19. Jahrhundert eine «neurogene» Migränetheorie (1873) gegenüber und sah in dem Migräneleiden eine Erkrankung des Nervensystems, nicht aber eine Störung der Hirndurchblutung. Durch äußere Einflüsse und die Anhäufung von äußeren Reizen könne es zu einer Instabilität der Funktion des zentralen Nervensystems kommen, die sich in einer Migräneattacke sozusagen als «Nervensturm» oder «Nervengewitter» entlädt.

Neuere Erkenntnisse stützen die neurogene, d. h. nervenzellverursachte Entstehung einer Migräneattacke. Veränderungen der Hirndurchblutung werden dagegen nicht als migräneverursachend, sondern lediglich als Migräne(-Aura) begleitend angesehen. Auf die derzeit diskutierten Theorien der zugrundeliegenden Mechanismen des Migräneleidens wird in Kapitel 7 ausführlicher eingegangen.

## 3. Definition und Klassifikation

Die Migräne ist eine Erkrankung mit periodisch auftretenden Attacken von Kopfschmerzen, die typischerweise mit Begleitbeschwerden seitens des vegetativen Nervensystems einhergeht. Sie ist eine häufige, stark behindernde primäre Kopfschmerzerkrankung mit einer Vielzahl von sozialen, ökonomischen und persönlichen Auswirkungen. Die Weltgesundheitsorganisation (WHO) führt deshalb die Migräne an 19. Stelle aller Erkrankungen auf, die Behinderungen bedingen.

Die klinischen Aspekte der Migräne werden durch zahlreiche Kriterien von der Internationalen Kopfschmerzgesellschaft (International Headache Society, IHS) festgelegt.

Anhand der von der IHS vorgegebenen Klassifikation werden eine *Migräne ohne Aura* («einfache Migräne») von einer *Migräne mit Aura* unterschieden (siehe Tab. 1). Von diesen zwei Hauptformen der Migräne werden zusätzlich die Erscheinungsform der *retinalen Migräne*, d. h. eine Migräne mit Reiz- oder Ausfallserscheinungen der Netzhaut, Migränekomplikationen sowie Beschwerdebilder, die als Vorläufer einer Migräne in der Kindheit auftreten können, abgegrenzt.

Fehlen einzelne Beschwerden, die die Diagnosestellung einer Migräne nicht sicher ermöglichen, kann auch der Verdacht auf eine *wahrscheinliche Migräne* erhoben werden.

Treten Migränekopfschmerzen häufiger als an 15 Tagen im Monat über mindestens ein Vierteljahr auf und ist der häufige Migränekopfschmerz nicht Folge eines übermäßigen Medikamentengebrauchs, so liegt eine *chronische Migräne* vor.

Die Einteilung der unterschiedlichen Migräneformen, wie sie durch die Internationale Kopfschmerzgesellschaft festgelegt wurde, ist in Tabelle 1 wiedergegeben.

**Tabelle 1:** Einteilung der Migräne nach dem Klassifikationsschema
der Internationalen Kopfschmerzgesellschaft (IHS)

| 1. | Migräne |
| --- | --- |
| 1.1 | *Migräne ohne Aura* |
| 1.2 | *Migräne mit Aura* |
| 1.2.1 | Typische Aura mit Migränekopfschmerz |
| 1.2.2 | Typische Aura mit Kopfschmerzen, die nicht einer Migräne entsprechen |
| 1.2.3 | Typische Aura ohne Kopfschmerz |
| 1.2.4 | Familiäre hemiplegische Migräne (FHM) |
| 1.2.5 | Sporadische hemiplegische Migräne |
| 1.2.6 | Migräne vom Basilaristyp |
| 1.3 | *Periodische Syndrome in der Kindheit, die im Allgemeinen Vorläufer einer Migräne sind* |
| 1.3.1 | Zyklisches Erbrechen |
| 1.3.2 | Abdominelle Migräne |
| 1.3.3 | Gutartiger paroxysmaler Schwindel in der Kindheit |
| 1.4 | *Retinale Migräne* |
| 1.5 | *Migränekomplikationen* |
| 1.5.1 | Chronische Migräne |
| 1.5.2 | Status migraenosus |
| 1.5.3 | Persistierende Aura ohne Hirninfarkt |
| 1.5.4 | Migränöser Infarkt |
| 1.5.5 | Zerebrale Krampfanfälle, durch Migräne ausgelöst |
| 1.6 | *Wahrscheinliche Migräne* |
| 1.6.1 | Wahrscheinliche Migräne ohne Aura |
| 1.6.2 | Wahrscheinliche Migräne mit Aura |
| 1.6.3 | Wahrscheinliche chronische Migräne |

Gemäß der Klassifikation der IHS sind Kopfschmerzen dann als Ausdruck eines (einfachen) Migräneleidens anzusehen, wenn diese halbseitig auftreten, von pulsierendem Charakter sind, nicht länger als maximal drei Tage anhalten, von vegetativen Beschwerden begleitet werden und mindestens schon fünfmal aufgetreten sind. Die zur Diagnosestellung erforderlichen Kriterien werden in Tabelle 2 aufgeführt.

**Tabelle 2:** Kriterien, die gemäß der Klassifikation
der Internationalen Kopfschmerzgesellschaft zur Diagnosestellung einer
Migräne (ohne Aura) erfüllt sein sollten

| Hauptmerkmale | Kriterien |
| --- | --- |
| Dauer | 4 bis 72 Stunden |
| Kopfschmerzcharakteristika (mindestens zwei) | 1. Einseitiger Kopfschmerz<br>2. Pulsierender Charakter<br>3. Mittlere oder starke Schmerzintensität<br>4. Verstärkung bei körperlicher Routineaktivität (z. B. Gehen oder Treppensteigen) |
| Begleitphänomene der Kopfschmerzen (mindestens eines) | 1. Übelkeit<br>2. Erbrechen<br>3. Lichtüberempfindlichkeit<br>4. Geräuschüberempfindlichkeit |
| Attackenanzahl | Mindestens fünf vorangegangene Attacken |
| Ausschluss symptomatischer Kopfschmerzen | Durch ärztliche Untersuchung |

Sonderformen der Migräne stellen u. a. die retinale Migräne und die Migräne vom Basilaristyp dar.

Bei der *retinalen Migräne* entwickeln Patienten im Rahmen einer Migräneattacke eine Sehminderung, Gesichtsfeldausfälle oder blinde Flecken auf einem Auge, in seltenen Fällen sogar eine vorübergehende «einäugige» Blindheit. Diese Sehstörungen bilden sich wieder zurück und sind in der Regel von einem Migränekopfschmerz gefolgt. Liegt eine retinale Migräne vor, so muss im symptomfreien Intervall durch eine augenärztliche Untersuchung eine fassbare, körperlich begründbare Ursache ausgeschlossen werden. Differentialdiagnostisch abzugrenzen ist eine flüchtige Sehstörung im Sinne einer Durchblutungsstörung der Netzhaut, eine Amaurosis fugax, die häufig im Rahmen einer Einengung (Stenose) einer Halsschlagader (z. B. A. carotis interna) auftritt.

Die *Migräne vom Basilaristyp* (früher Basilarismigräne) ist durch eine dem Kopfschmerz vorausgehende Aura gekennzeichnet, deren Symptome sich auf den Hirnstamm und/oder beide Hirnhälften beziehen lassen. So können im Rahmen einer Migräne vom Basilaristyp Doppelbilder, ein Schwindel, Hörstörungen, ein Ohreigengeräusch, Sehstörungen, eine Stand- und Gangunsicherheit, eine Störung des Bewusstseins oder beidseitige Gefühlsstörungen auftreten. Die Entwicklung von Lähmungen gehört entsprechend der Klassifikation nicht zu dem Erscheinungsbild der Migräne vom Basilaristyp.

Um von einer *chronischen Migräne* ausgehen zu können, müssen entsprechend der gültigen Klassifikation Migränekopfschmerzen an mehr als 15 Tagen im Monat über mindestens drei Monate vorliegen. Schwierigkeiten kann die Abgrenzung von einem medikamenteninduzierten (z. B. triptaninduzierten) Dauerkopfschmerz bereiten. Werden Triptane an mehr als 10 Tagen pro Monat eingenommen, kann von einer chronischen Migräne erst dann ausgegangen werden, wenn der Migränekopfschmerz mindestens an 15 Tagen im Monat auch nach Medikamentenentzug bestehen bleibt.

Die Formen der Migräne bei Kindern und Jugendlichen (1.3 der Klassifikation in Tab. 2) werden in dem Kapitel «Spezielle Aspekte bei Kindern» dargestellt. Auf Komplikationen der Migräne, die unter 1.5 der Klassifikation aufgeführt sind, wird in den Kapiteln «Symptomatik» und «Akuttherapie» ausführlicher eingegangen.

# 4. Epidemiologie

## a) Häufigkeit der nicht klassifizierten Migräne

Migräne gehört zu den häufigsten neurologischen Erkrankungen. Betrachtet man die Häufigkeit des Auftretens einer Migräne bezogen auf die *gesamte Lebenszeit*, so leiden 13–18% der Bevölkerung an einer Migräne. Frauen sind etwa dreimal so häufig wie die Männer betroffen, d. h., während 16–33% der weiblichen Bevölkerung von einem Migräneleiden betroffen sind, sind dies lediglich 7–12% der Männer.

Geht man der Frage nach, welcher Anteil der Bevölkerung über einen Beobachtungszeitraum von *einem Jahr* an Migräne leidet, so sind die Prozentwerte naturgemäß niedriger. Nach den vorliegenden Untersuchungen leiden dann insgesamt 10–15% der Bevölkerung unter Migräne; geschlechtsspezifisch aufgeteilt lediglich 3–10% der Männer, aber 13–25% der Frauen. Überträgt man diese Zahlen auf die deutsche Bevölkerung mit ca. 80 Millionen Einwohnern, so muss in Deutschland von ca. 8 Millionen Migränebetroffenen ausgegangen werden.

Im *Weltbevölkerungsvergleich* ist die Anzahl der an Migräne erkrankten Personen in Europa und Amerika am höchsten, niedriger in Afrika (3%) und am niedrigsten in Asien (1,5%). Die Anzahl der an Migräne erkrankten Personen während eines Jahres liegt bei ca. 12%, in der Gesamtbevölkerung geschlechtsbezogen bei 6% der Männer und 18% der Frauen.

Ca. 370 von 100 000 Personen erkranken pro Jahr *erstmals* an Migräne. Dies sind etwa 580 Frauen/100 000 Personen und 160 Männer/100 000 Personen pro Jahr. Das Erstauftreten der Migräne zeigt einen Gipfel in der Kindheit und im jugendlichen Alter und nimmt im Verlauf des Lebens ab. Die Migräne manifestiert sich bei Jungen früher als bei Mädchen. Für die 21- bis 34-Jährigen liegt die Rate der Migräneneuerkrankungen pro 100 000 Personen und pro Jahr noch höher.

Der Anteil von Migränebetroffenen an der Bevölkerung nimmt mit dem Alter kontinuierlich zu und ist bei den 30- bis 50-Jährigen am höchsten: danach nimmt er wieder ab.

Immer sind mehr Frauen als Männer betroffen. Der Geschlechtsunterschied ist am höchsten bei den 40-Jährigen. In diesem Alter leiden etwa 28 % der Frauen, aber nur ca. 7 % der Männer an Migräne, d. h., die Frauen sind in diesem Alter viermal so häufig betroffen.

### b) Häufigkeit der Migräne mit Aura

Die Migräne mit Aura ist seltener als die Migräne ohne Aura. Nur 4 % der Erwachsenen sind (in einem Beobachtungszeitraum von einem Jahr) von einer Migräne mit Aura betroffen. Da ca. 10–12 % der Erwachsenen unter einer nicht näher bezeichneten Migräne leiden, die Migräne mit Aura und ohne Aura einbezieht, ist es sehr wahrscheinlich, dass etwa 6–8 % der Bevölkerung an einer Migräne ohne Aura leiden. Es lässt sich daraus schlussfolgern, dass eine Migräne mit Aura nur halb so häufig auftritt wie eine Migräne ohne Aura.

Auch die Migräne mit Aura tritt häufiger bei Frauen (3,8–7,7 %) als bei Männern (1,3–3 %) auf. Die Überrepräsentation von Frauen ist bei Migräne ohne Aura ausgeprägter als bei den Betroffenen mit einer Migräne mit Aura. Bei den Männern findet sich eine Migräne mit Aura etwa genauso häufig wie eine Migräne ohne Aura. Bei den Frauen tritt eine Migräne ohne Aura eindeutig häufiger auf als eine Migräne mit Aura. Die Geschlechtsunterschiede mögen auf den weiblichen Hormonen beruhen, die eine Migräne ohne Aura eher zu beeinflussen scheinen.

Während der gesamten Lebenszeit erkranken etwa gleich viele Personen an einer Migräne mit Aura (6 %) oder einer Migräne ohne Aura (9 %). Nur bei 1–2 % der Bevölkerung tritt eine Migräne mit Attacken ohne oder mit vorhergehender Aura auf.

Unter den Migränepatienten leiden über die Hälfte bis zwei Drittel der Patienten an einer Migräne ohne Aura und nur ein

Fünftel bis ein Drittel der Patienten an einer Migräne mit Aura.
Etwa bei nur jedem zehnten Patienten treten Migräneattacken
mit oder ohne Aura auf.

### c) Häufigkeit der Migräneattacken

Im Durchschnitt erleiden die Migränepatienten eine Migräneattacke pro Monat. Nur bei etwa einem Viertel (20–25%) der
Migränebetroffenen treten die Migräneattacken häufiger als einmal pro Monat auf.

# 5. Auslösefaktoren

Die meisten Migränebetroffenen geben so genannte Triggerfaktoren als Auslöser der Migräneattacken an.

Häufig sind dies *Umweltfaktoren* wie erhöhter Lärm, grelles oder flackerndes Licht, spezielle Gerüche oder Zigarettenrauch («Passivrauchen»). Auch veränderte Wetterbedingungen wie ein Wetterwechsel (Föhn), eine Kältefront, Änderung einer Hoch- oder Tiefdrucklage sowie eine Höhenänderung (z. B. beim Bergsteigen) können Migräneattacken auslösen.

Darüber hinaus können auch bestimmte *Nahrungs- und Genussmittel* als Auslöser einer Migräneattacke fungieren. Dies gilt insbesondere für den Genuss von Alkohol, aber auch, wenngleich seltener, für den Genuss von Koffein bzw. für dessen Entzug (Koffeinentzugs-Kopfschmerz). Weitere Nahrungs- und Genussmittel sind als Triggerfaktoren von Migräneattacken möglich. Dies sind u. a. Schokolade und Süßstoff (Phenylalanin), unreife Käsesorten, Rohmilch- oder Schimmelkäsesorten, Rotwein, Zitrusfrüchte, Meeresfrüchte, gepökeltes Fleisch, glutamatgewürzte Speisen («China-Restaurant-Syndrom»), Gemüse oder spezielle Hefeprodukte. Bei fehlender geregelter Mahlzeiteneinnahme können Hunger und/oder rezidivierende Hypoglykämien Migräneattacken auslösen.

Auch *Medikamente* wie etwa Reserpin, Nitrate (z. B. Nitroglycerin-Spray bei Angina pectoris) oder Nifedipin können Migräneattacken auslösen oder Hormone wie etwa Östrogen deren Häufigkeit erhöhen. Gleiches gilt bei unsachgemäßer Anwendung mit übermäßigem Gebrauch auch für so genannte «Migränemittel» wie Ergotamine oder Triptane.

Auch Veränderungen *endogener Rhythmen*, wie Veränderung des Schlaf-Wach-Zyklus durch Zeitverschiebung im Rahmen einer Fernreise oder Schlafentzug, sowie eine veränderte Tagesroutine und/oder -struktur können Migräneattacken auslösen.

Ein Beispiel hierfür ist die so genannte «Wochenend-Migräne», die durch das gleichzeitige Auftreten mehrerer Auslösefaktoren begünstigt wird. So können am Wochenende ein Stressabfall, ein veränderter Schlaf-Wach-Rhythmus mit verlängertem Ausschlafen zusammen mit einem nicht «werktäglichen» Tagesablauf mit veränderten Zeiten der Mahlzeiteneinnahme und eventuell weniger Kaffeegenuss zu einer Migräneattacke führen.

Häufige Attackenauslöser sind *psychische Faktoren* wie Stress, aber auch Entlastung nach Stress, Erwartungsangst oder besondere affektive oder emotionale Situationen wie etwa Enttäuschung, Trauer, Ärger, aber auch Vorfreude oder Heiterkeit.

Bei Frauen wird häufig ein Zusammenhang von Migräneattacken mit *Hormonschwankungen* beobachtet. So können Migräneattacken gehäuft während der Menstruation oder dem Eisprung auftreten. Auch unter Hormoneinnahme (Kontrazeptiva) oder auch bei älteren Patientinnen unter Hormoneinnahme nach der Menopause sowie während der Stillzeit kann die Häufigkeit von Migräneattacken zunehmen. Während einer Schwangerschaft und nach den Wechseljahren nimmt die Frequenz der Migräneattacken in der Regel ab.

Auch wenn nicht bekannt ist, warum Triggerfaktoren zu einer Migräneattacke führen können, ist deren Kenntnis für jeden Migränepatienten besonders wichtig, um durch gezielte Vermeidung der spezifischen, individuellen Auslöser die Häufigkeit der Migräneattacken günstig beeinflussen zu können.

Die möglichen Auslösefaktoren von Migräneattacken sind ohne Anspruch auf Vollständigkeit in Tabelle 3 zusammengefasst.

**Tabelle 3:** Auswahl möglicher Auslösefaktoren einer Migräneattacke

| Psyche | Endogene Rhythmen | Ernährung |
|---|---|---|
| • Stress bzw. Entlastung nach Stress<br>• Erwartungsangst<br>• Vorfreude<br>• Ärger<br>• Kummer<br>• Enttäuschung<br>• Heiterkeit | • Änderungen endogener Rhythmen<br>• Schlaf-Wach-Zyklus<br>• Tagesroutine und -struktur<br>• Schlafentzug<br>• Zeitverschiebung<br>• Jahreszeiten (Frühjahr, Herbst) | • Unregelmäßige Mahlzeiten (rezidivierende Hypoglykämien)<br>• Hungergefühl<br>• Tyramin-, nitrit-, koffein-, flavin-, glutamat-, aspartamhaltige Nahrungsmittel, Alkohol, Bier, Rotwein, Kaffee, Tee, Schokolade, ungereifte Hartkäsesorten, Meeresfrüchte, Zitrusfrüchte, Gemüse, Aspartam, Natriumglutamat, Hefeprodukte<br>• Koffeinentzug |
| Umwelt | Hormone | Medikamente |
| • Lärm<br>• Gerüche<br>• Flackerlicht<br>• Passivrauchen<br>• Wetter<br>• Kälte<br>• Höhe<br>• Wetterwechsel (Föhn) | • Östrogenabfall<br>• Menstruation<br>• Eisprung<br>• Schwangerschaft<br>• Menopause<br>• Kontrazeptiva<br>• Stillzeit<br>• Hormontherapie | • Vasodilatoren<br>• Nitroglycerin<br>• Calciumantagonisten |

# 5. Symptomatik

Die Migräne ist charakterisiert durch intermittierend auftretende Kopfschmerzattacken, die mit neurologischen und/oder vegetativen Funktionsstörungen kombiniert sind. Typischerweise lässt sich eine Migräneattacke aufgrund der zeitlichen Abfolge der einzelnen Beschwerden in vier Phasen einteilen.

Voneinander abgegrenzt werden können eine Vorphase (Prodromalphase) sowie eine mögliche Auraphase, der dann der typische Kopfschmerz folgt. Im Anschluss bildet sich die Migräneattacke über eine Lösungs- und Erholungsphase (Postdromalphase) wieder zurück (siehe Abb. 1).

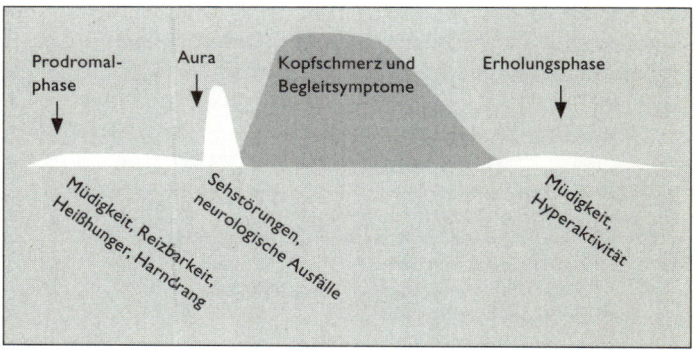

**Abbildung 1:** Schematische Darstellung des Ablaufs einer Migräneattacke. Es lassen sich vier Phasen unterscheiden: Prodromalphase (Vorboten) – ggf. Aura – Kopfschmerz – Postdromalphase (Erholungsphase).

## a) Prodromalphase

Etwa zwei Drittel der Migränepatienten (oder deren Angehörige) bemerken Stunden, aber auch bis zu mehrere Tage vor dem Auftreten einer Kopfschmerzattacke Veränderungen der Befindlichkeit und/oder des Verhaltens. Manche Patienten geben an, dass sie vor einer Migräneattacke besonders aktiv sind, besonders gut gelaunt sind und ihre Stimmung eher gehoben ist oder sich ein Heißhunger auf hochkalorische Speisen, z. B. Schokolade, einstellen kann. Als eher unangenehm empfunden wird eine mögliche vermehrte Reizbarkeit, eine Licht- oder Geschmacksüberempfindlichkeit sowie ein vermehrter Harn- oder Stuhldrang, der sich in der Vorphase einstellen kann. Gleiches gilt für prodromale «Minus-Beschwerden», die sich als depressive Verstimmung, Herabgestimmtheit, ein allgemeines Erschöpfungsgefühl, vermehrte Müdigkeit, häufigeres Gähnen, als Konzentrations- oder Aufmerksamkeitsprobleme sowie als mögliche Verlangsamung der Denkabläufe zeigen können. Vor einer Migräneattacke kann es ebenso zu Wassereinlagerungen im Gewebe (Ödeme), einer Appetitminderung oder Stuhlträgheit kommen.

**Tabelle 4:** Auswahl möglicher Beschwerden in der Vorphase (Prodromalphase) einer Migräneattacke

- Depressive oder gehobene Stimmung
- Erhöhtes Aktivitätsniveau oder Antriebsminderung
- Euphorie oder Reizbarkeit
- Licht- oder Geschmacksüberempfindlichkeit
- Gefühl der Erschöpfung
- Konzentrationsschwierigkeiten
- Verminderte Aufmerksamkeit
- Denkverlangsamung
- Häufigeres Gähnen
- Heißhunger auf hochkalorische Speisen (z. B. Schokolade)
- Harndrang
- Stuhldrang oder Stuhlträgheit
- Wassereinlagerung (Ödeme)
- Appetitminderung

### b) Auraphase

Die Auraphase ist von der Prodromalphase abzugrenzen und folgt nur bei ca. 10–15 % der Migränepatienten einer möglichen Prodromalphase. Nicht jeder Migräneattacke geht eine Aura voraus. Bei mehr als zwei Drittel der Patienten kommen Migräneattacken mit und ohne Aura vor. Selten zeigt sich eine Aura ohne nachfolgende Kopfschmerzen («migraine sans migraine»). Isolierte Auren, auch als Migräneäquivalente bezeichnet, treten mit höherer Wahrscheinlichkeit bei Frauen in der Schwangerschaft oder bei Männern im höheren Alter auf. Häufig ist die Auraphase für Patienten belastender als die nachfolgende Kopfschmerzphase.

Anhand der Kriterien der Internationalen Kopfschmerzgesellschaft liegt eine Aura vor, wenn sich ein Aurasymptom (s. u.) innerhalb einer Stunde entwickelt und wieder rückbildet und sich im Anschluss innerhalb einer Stunde der Migränekopfschmerz einstellt. Zur endgültigen Festlegung einer Aura muss sich diese zweimal manifestiert haben, und eine symptomatische Ursache z. B. im Sinne einer flüchtigen Durchblutungsstörung des Gehirns oder eines fokalen epileptischen Anfalls muss ausgeschlossen sein. Die diagnostischen Kriterien einer Migräneaura sind in Tabelle 5 zusammengefasst.

Die Aura ist gekennzeichnet durch das Auftreten von vorübergehenden Reiz- und/oder Ausfallerscheinungen seitens des zentralen Nervensystems. Meistens zeigen sich Auffälligkeiten des Sehsystems; aber auch vorübergehende Gefühlsstörungen, Lähmungen oder Sprachstörungen sind möglich. Die Aurasymptome variieren entsprechend der Funktionsstörungen der unterschiedlich betroffenen Hirnareale.

Die Aurasymptome entwickeln sich in der Regel langsam über einen Zeitraum von 10 bis 20 Minuten und klingen innerhalb von einer Stunde meist wieder ab. Selten ist eine Auradauer von weniger als fünf Minuten (Migräne mit akuter Aura) oder mehr als einer Stunde bis maximal einer Woche (Migräne mit prolongierter Aura). Dauern die Ausfälle des Nervensystems im Rahmen einer Aura länger als eine Woche an, spricht man von einem

**Tabelle 5:** Kriterien, die gemäß den Empfehlungen
der Internationalen Kopfschmerzgesellschaft erfüllt sein sollten,
um von einer typischen Aura mit nachfolgendem Migränekopfschmerz
ausgehen zu können.

| Hauptmerkmale | Teilkriterien |
|---|---|
| Mindestens einer der drei Beschwerdekomplexe muss erfüllt sein | 1. Reversible Reiz- oder Ausfallsymptome des visuellen Systems (z. B. Flackern, Sehverlust) 2. Reversible Reiz- oder Ausfallsymptome des sensiblen Systems (z. B. Kribbeln, Taubheit) 3. Reversible Sprachstörung |
| Mindestens zwei der drei Punkte müssen erfüllt sein | 1. Homonyme visuelle Symptome und/oder einseitige sensible Symptome 2. Aurasymptomentwicklung ≥ 5 Min. Abstand der jeweiligen Entwicklung verschiedener Aurasymptome ≥ 5 Min. 3. Dauer des Aurasymptoms ≥ 5 Min. und ≤ 60 Min. |
| Kopfschmerz | Beginn während der Aura oder innerhalb von 60 Min. nach der Aura |
| Attackenanzahl | Mindestens zwei vorangegangene Attacken |
| Ausschluss symptomatischer Ursache | Durch ärztliche Untersuchung |

migränösen Infarkt, auch wenn sich in den bildgebenden Untersuchungen des Gehirns keine Auffälligkeit im Sinne einer Durchblutungsstörung nachweisen lässt.

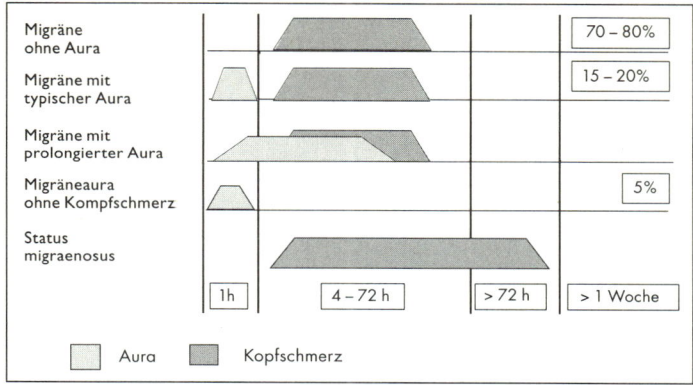

| | 1h | 4 – 72 h | > 72 h | > 1 Woche |

Migräne ohne Aura — 70 – 80%

Migräne mit typischer Aura — 15 – 20%

Migräne mit prolongierter Aura

Migräneaura ohne Kompfschmerz — 5%

Status migraenosus

□ Aura   ■ Kopfschmerz

**Abbildung 2:** Unterschiedliche Verlaufsformen der Migräne mit oder ohne Aura (nach Jost/Selbach 2001, S. 32)

***Aura mit Sehstörungen (visuelle Aura)*** Am häufigsten zeigen sich Reiz- oder Ausfallerscheinungen des Sehsystems, die meist auf die Sehrinde zu beziehen sind (90%), als Ausdruck einer Migräneaura. Als Sehstörungen können auftreten: grell flimmernde Zackenlinien (Fortifikationen), Lichtblitze (Photopsie), Phosphene, Gesichtsfeldausfälle wie etwa «Scheuklappensehen», Ausfall eines halbseitigen Gesichtsfelds nach rechts oder links, Ausfall des Sehens in einzelnen Gesichtsfeldquadranten oder Röhrensehen. Auch komplexere Wahrnehmungsstörungen des Sehsystems können in der visuellen Aura vorkommen; dies sind z. B. eine Vergrößerung oder Verkleinerung von wahrgenommenen Objekten. Diese Veränderung der Größenwahrnehmung kann als Einzelbild oder als «gezoomte» Größenveränderung wie in einem Kinofilm wahrgenommen werden. Störungen des Bewegungs- oder Farbsinns können vorkommen. Mitunter werden vielfache Kopien vieleckiger oder kreisrunder geometrischer Objekte wahrgenommen, die sich zu einem Mosaik oder netzartigen Muster zusammenfügen (Mosaikvision, Metamorphopsie). Lichtblitze und umschriebene helle oder dunkle Ausfälle im Sehfeld (Reiz- oder Ausfallskotome), in denen Gegen-

stände nicht oder abgeschwächt wahrgenommen werden, sind
die häufigsten Aurasymptome. Beschrieben werden Blitze, Fun-
ken, weiße oder farbige Sterne oder Schlieren vergleichbar auf-
steigender heißer Luft. Punktförmige Gesichtsfeldausfälle sind
häufig von einem Spektrum von Lichtfarben, vergleichbar
einem Regenbogen, umgeben (Fortifikationsspektren). Diese
können flickernd die Lichtstärke verändern und wandern meist
vom (fixierten) Sehzentrum des Sehfelds zum Rand.

***Aura mit Gefühlsstörungen (sensorische Aura)***　　Gefühlsstörun-
gen treten mit ca. 40% als zweithäufigste Erscheinungsform der
Migräneaura nach den Sehstörungen auf. Kribbeln oder ein
Taubheitsgefühl kann sich von den Fingern und der Hand ausge-
hend über einen Arm bis zum Gesicht, mit Einbeziehung von
Mund und Zunge, ausbreiten. Abhängig von dem betroffenen
Hirnrindenareal kann die Taubheit eine Körperhälfte erfassen
(sensibles Hemisyndrom) oder auch beidseitig Arme und Beine
oder Mund einbeziehend («Hirnstamm-Migräne») auftreten.
　　Auch Reiz- und/oder Ausfallerscheinungen anderer Sinnes-
systeme, wie etwa Ohreigengeräusch, vorübergehende Hörmin-
derung oder Hörverlust, Geruchswahrnehmungen oder Ge-
schmacksmissempfindungen, können in der Aura auftreten.

***Aura mit Lähmungen (motorische Aura)***　　Lähmungen treten bei
ca. 10 bis 20% aller Auraformen auf. Sie können zu den eben
beschriebenen Gefühlsstörungen hinzutreten. Meist breiten sich
die Lähmungen von körpernahen zu körperfernen Abschnitten
von Arm und Bein einseitig oder beidseitig aus. Sprechstörungen
(verwaschene oder undeutliche Sprache) sowie Sprachstörungen
mit Problemen, Worte zu finden oder zu verstehen, können auftreten.

***Komplexe Aura***　　Selten zeigt sich eine Aura mit vorübergehen-
dem Orientierungsverlust und der Unfähigkeit, komplexe Hand-
lungen sinnvoll durchzuführen, wenn in der Auraphase die Funktion des Scheitellappens des Gehirns beeinträchtigt ist.

**Tabelle 6:** Unterschiedliche Auratypen und Verlaufsformen

| Auratypen | |
|---|---|
| Aura mit Sehstörung | Visuelle Aura |
| Aura mit Gefühlsstörung | Sensorische Aura |
| Aura mit Lähmung | Motorische Aura |
| Aura mit Orientierungs- oder Handlungsstörung | Komplexe Aura |

| Auraverlaufsformen | |
|---|---|
| Akute Aura | Symptomentwicklung: < 5 Minuten |
| Aura | Auradauer: ≤ 1 Stunde |
| Prolongierte Aura | Auradauer: > 1 Stunde, ≤ 1 Woche |
| Migränöser Infarkt | Auradauer: > 1 Woche |

## c) Kopfschmerzphase

Kopfschmerz ist das Hauptsymptom der Migräne. Die Kopfschmerzphase wird nachstehend bezüglich Kopfschmerzcharakter und -entwicklung sowie vegetativer Begleitbeschwerden
beschrieben.

**Schmerzcharakter** Der Migränekopfschmerz ist in der Regel
von pulsierendem, klopfendem, hämmernd-pochendem oder
auch stechendem Charakter. Die Schmerzstärke wird meist als
mittelschwer bis stark beschrieben und kann sich im Verlauf einer
Migräneattacke zu heftigstem Schmerz entwickeln. Der Migränekopfschmerz wird – im Gegensatz zum Spannungskopfschmerz –
durch körperliche Anstrengung verstärkt, so dass die Patienten
belastenderweise ihre berufliche Tätigkeit oder Alltagsaktivi-
täten unterbrechen müssen, um durch Ruhe und Reizabschirmung Schmerzlinderung zu erfahren.

**Schmerzverteilung** Der Migränekopfschmerz tritt in der überwiegenden Mehrheit bei ca. zwei Drittel der Patienten halbseitig
auf, wobei die Seite von Attacke zu Attacke, aber auch während
der gleichen Attacke wechseln kann. Nur bei einem Drittel der
Patienten sind die Kopfschmerzen über den ganzen Kopf gleich

verteilt; meist tritt aber auch hier im Attackenverlauf bei zuneh-
mender Schmerzintensität zumindest eine Seitenbetonung auf.
Von etwa drei Viertel der Patienten wird die maximale Kopfschmerzintensität im Bereich der Stirn/Schläfe und Augenhöhle
bzw. um das Auge herum angegeben. Auch wenn der Kopfschmerz einer Migräneattacke sich häufig halbseitig vom Nacken über die Kopfregion bis in das Gesicht ausbreitet, so wird
doch das Schmerzmaximum nur in den seltensten Fällen über
der Hinterhaupts- und Nackenregion angegeben. Der Beginn
des halbseitigen Migränekopfschmerzes im Nacken rechtfertigt
nicht, die Ursache einer Migräneattacke in der Halswirbelsäule
anzunehmen, da lediglich von einer reflektorischen Verspan-
nung der am Hinterhaupt ansetzenden Nackenmuskulatur aus-
zugehen ist.

**Begleitsymptome**  Begleitend zum Kopfschmerz treten in der
Regel Beschwerden seitens des vegetativen und/oder sensorischen
Nervensystems hinzu. Eine regelhaft bestehende Appetitlosigkeit während der Migräneattacke ist bei gut drei Viertel der Patienten mit einer Übelkeit verbunden, und bei knapp der Hälfte
der Patienten tritt während der Attacke Erbrechen auf. Meist
besteht während der Migräneattacke eine Überempfindlichkeit
gegenüber Geräuschen (Phonophobie, 50–100%) und/oder gegenüber Licht (Photophobie, 60–95%) sowie seltener gegenüber
Gerüchen (Osmophobie, 10%). Temperaturmissempfindungen
und eine Berührungsüberempfindlichkeit der Haut oder Haar-
spitzen können sich ebenso einstellen wie Durchfälle, Schweiß-
ausbrüche, Pulsbeschleunigung, Kreislaufstörungen, Schwindel,
Harndrang oder Zittern. Gerade die vegetativen Beschwerden
stehen bei Kindern und Jugendlichen im Vordergrund und können mehr belasten als der Kopfschmerz selbst. Dementsprechend
dürfen die vegetativen Begleitbeschwerden auch bei der Behandlung einer Migräneattacke nicht vernachlässigt werden.

### d) Erholungsphase

Die durchschnittliche Dauer einer unbehandelten Migräneattacke liegt bei ca. zwei Tagen. Im Anschluss bildet sich die akute Kopfschmerzsymptomatik mit den vegetativen und sensorischen Begleitsymptomen spontan und rasch wieder zurück. Nicht selten wachen Patienten, die sich zur Reizabschirmung während der Attacke zurückgezogen haben und eingeschlafen sind, mit Kopfschmerzfreiheit wieder auf.

Abbildung 3 fasst in einprägsamer Weise das klinische Bild einer Migräneattacke zusammen. In der historischen Darstellung wird die Kopfschmerzphase einer Migräneattacke verdeutlicht. Entsprechend dem überwiegenden Betroffensein des

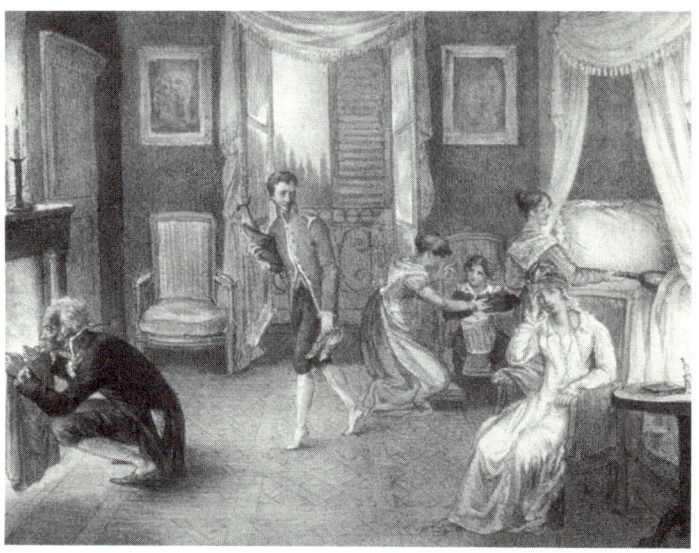

**Abbildung 3:** Darstellung einer Migräneattacke
mit rechtshalbseitigem Kopfschmerz sowie Photo- und Phonophobie
und vegetativen Begleitbeschwerden mit Allgemeinmaßnahmen
zur Behandlung wie Reizabschirmung, Ruhe und Bettwärme
(Lithographie von Langlumé, Foto: U.S. National Library of Medicine).

weiblichen Geschlechtes leidet die Dame und nicht der Herr des Hauses an einer Migräneattacke. Der Kopfschmerz ist typischerweise halbseitig, im dargestellten Fall rechtsseitig, mit einem Maximum im Bereich der rechten Schläfen- und Stirnregion, angedeutet durch die Handhaltung. Aufgrund bestehender Geräuschüberempfindlichkeit wird dem lärmenden Kind von einer Zofe das Spielzeug aus den Händen genommen, und ein Diener hat seine Schuhe ausgezogen, um geräuschlos auf Zehenspitzen den Raum verlassen zu können. Bei gleichzeitig bestehender Lichtempfindlichkeit wird das grelle Kaminfeuer abgedunkelt, und ein Fensterladen ist schon geschlossen worden. Aufgrund zu vermutender vegetativer Begleiterscheinungen wie Übelkeit und Brechreiz und möglichem Frösteln wird das Bett vorgewärmt. Allgemeinmaßnahmen wie Reizabschirmung, Unterbrechung der Alltagstätigkeit und Ruhe sollen den Schmerz beheben, in der Hoffnung, dass die Dame des Hauses kopfschmerzfrei aus dem Schlaf erwacht.

## 7. Entstehungsbedingungen der Migräne

### a) Genetik

Viele Migränepatienten geben an, dass auch die Mutter oder andere Familienangehörige bzw. Verwandte unter einer Migräne leiden. Diese offenkundige familiäre Belastung führte zu der Hypothese, dass eine genetische Disposition zur Erkrankung an einer Migräne vorliegt.

Mit Zwillingsstudien, Familienuntersuchungen und molekulargenetischer Analyse einer speziellen Migräneunterform, der familiär hemiplegischen Migräne, wurde der Frage der genetischen Komponente bei der Entstehung der Migräne nachgegangen. In den Zwillingsstudien zeigte sich eine signifikant höhere Häufigkeit der Manifestation einer Migräne mit Aura bei eineiigen Zwillingen im Vergleich zu zweieiigen Zwillingen. Das gemeinsame Auftreten der Migräne (mit oder ohne Aura) war bei eineiigen Zwillingen doppelt so häufig wie bei zweieiigen Zwillingen.

Das Vorliegen einer genetischen Disposition zur Erkrankung an einer Migräne wurde auch durch Familienuntersuchungen erhärtet. So war das Risiko der Entwicklung einer Migräne (mit Aura) nicht nur für Zwillinge, sondern auch für Verwandte ersten Grades einer migränebetroffenen Familie im Vergleich zur Allgemeinbevölkerung mit einem relativen Risiko von ca. 4 deutlich erhöht. Das Risiko, an einer Migräne ohne Aura zu erkranken, war ebenso erhöht, jedoch mit einem relativen Risiko von ca. 2 in geringerem Ausmaß. Diese Untersuchungen haben gezeigt, dass insbesondere bei einer Migräne mit Aura eine genetische Entstehungskomponente gegeben ist. So besteht bei einem an Migräne leidenden Elternteil das doppelte Risiko im Vergleich zu einem gesunden Elternteil, eine Veranlagung zur Migräne an die Kinder weiterzugeben.

Genanalysen der familiären hemiplegischen Migräne, bei der eine fokalneurologische Aura mit halbseitiger Gefühlsstö-

rung und Lähmung auftritt, haben Genmutationen (Chromosom 19p13, Chromosom 1q21-23) nachgewiesen, die für eine
Fehlfunktion der Kalziumkanäle der Nervenzellwand mit einer
erhöhten Öffnungsfrequenz des Kanals verantwortlich sind. Hier-
durch entsteht eine Kalziumüberladung im Inneren der Ner-
venzelle, die eine Fehlfunktion der Zelle und eine veränderte
Freisetzung der Botenstoffe nach sich zieht. Aufgrund der Fehl-
kodierung der Ionenkanäle der Nervenzellmembran wird zumindest für die dominant vererbbare familiäre hemiplegische
Migräne von einer genetisch determinierten Kanalerkrankung
ausgegangen.

Vergleichbare Genmutationen konnten auch bei Familien mit
einer Migräne ohne Aura nachgewiesen werden, so dass auch
die Migräne ohne Aura oder mit (nicht hemiplegischer) typischer
Aura als mögliche Kandidaten einer «Kanalopathie» angesehen
werden. Aufgrund der großen intra- und interindividuellen Un-
terschiede der klinischen Erscheinungsformen wird jedoch von
einer sehr komplexen genetischen Veranlagung ausgegangen.

### b) Schmerzentstehung

**Vaskuläre Theorie**  Frühe Überlegungen gingen von der Annahme aus, dass der Kopfschmerz während einer Migräneattacke
auf einer schmerzhaft empfundenen Erweiterung der Hirngefäße
beruht. Diese «vaskuläre» Theorie der Kopfschmerzentstehung
wurde durch die klinische Beobachtung gestützt, dass gefäßverengende Medikamente, wie etwa Ergotamine, zu einer Mig-
ränekopfschmerzfreiheit führen können. Auch der pulsierende
Charakter des Migränekopfschmerzes und die Zunahme des
pulsierenden Schmerzes unter körperlicher Anstrengung mit
einer erhöhten Pulsamplitude durch die gesteigerte Herztätigkeit
legten eine gefäßbedingte Entstehung des Migränekopfschmerzes
nahe und waren Grundlage der so genannten «vaskulären Migränetheorie».

Neuere Untersuchungen belegen zwar die gefäßverengende
Wirkung von Ergotamin oder einem Triptan (Sumatriptan) durch
den Nachweis einer erhöhten Blutflussgeschwindigkeit in den

Hirngefäßen nach Gabe der Substanzen, zeigen aber auch, dass die Gefäßverengung mit Erhöhung der Blutflussgeschwindigkeit nicht mit einer Abnahme der Stärke des Migränekopfschmerzes gekoppelt ist.

Diese Untersuchungen bestätigen somit nicht die Annahme, dass der Migränekopfschmerz von den Durchmessern der Hirngefäße abhängt. Darüber hinaus konnte in zahlreichen Untersuchungen gezeigt werden, dass in der Migränekopfschmerzattacke (nach der Aura) und außerhalb der Migräneattacke im schmerzfreien Intervall der Blutfluss in den Hirngefäßen nicht signifikant voneinander abweicht und dementsprechend während der Migräneattacke keine Flussänderung zu verzeichnen war. Die Entstehung des Migränekopfschmerzes lässt sich somit nicht auf eine alleinige Änderung der Hirngefäßweite mit sekundären Blutflussänderungen zurückführen.

**Neurogene Entzündung** Experimentelle Untersuchungen weisen darauf hin, dass bei der Migräne eine Entzündung der Blutgefäße der Hirnhaut, d. h. der meningealen Blutgefäße, für die erhöhte Schmerzempfindlichkeit und damit für die Entstehung des Migränekopfschmerzes verantwortlich ist. Da die Entzündung an den Gefäßwänden durch eine Freisetzung gefäßaktiver Eiweißstoffe, so genannter vasoaktiver Neuropeptide, aus Nervenendigungen von Nervenzellen des trigeminalen Systems entsteht, wird diese Entzündung auch neurogene oder neurovaskuläre Entzündung genannt.

Die Freisetzung gefäßaktiver Botenstoffe ist eine Folge der Aktivierung trigeminaler Nervenzellen, die bei einer Migräneattacke im Rahmen einer zentralen Bahnung (Sensitisierung) erfolgen kann. Die an den Nervenendigungen um die Blutgefäße des Gehirns und der Hirnhaut freigesetzten Eiweißstoffe sind CGRP (Calcitonin-Gene-Related-Peptide), Substanz P, VIP (vasointestinales Peptid), Neurokinin A und Serotonin. Diese Eiweißstoffe bewirken eine Gefäßerweiterung, insbesondere der kleinen Blutgefäße der Hirnhaut. In der Folge tritt Blutflüssigkeit durch die Gefäßwand in die Gefäßumgebung aus (Plasmaextravasation), und es entwickelt sich durch Freisetzung von Entzündungsstoffen (z. B. Histamin, Serotonin, Prostaglandin) die letztendlich neurogen bedingte Entzündung.

Auslösend für den Migränekopfschmerz ist weniger die Erweiterung der Hirn- und insbesondere Hirnhautgefäße, sondern vielmehr die Reizung der Schmerzfühler des Nervus trigeminus in der Gefäßwand durch die Eiweiße (z. B. Substanz P), die aufgrund der Entzündung der Gefäßwand freigesetzt werden.

Bei der Entstehung der neurovaskulären Entzündung kommt CGRP eine besondere Bedeutung zu. So ließen sich während einer Migräneattacke auf der Seite des Kopfschmerzes erhöhte CGRP-Blutspiegel nachweisen. Die in der Akutbehandlung der Migräneattacke eingesetzten Medikamente können die Freisetzung von CGRP vermindern, oder die Wirkungen von CGRP können durch den Einsatz von Antagonisten, so genannten Gegenspielern, reduziert werden. Auch die zur Attackenkupierung, d. h. zur Kopfschmerzunterdrückung, verabreichten Triptane (siehe Kapitel 11) führen über die Einwirkung auf spezifische Serotonin-Rezeptoren (5-HT1B-Rezeptor) neben einer Gefäßverengung der Hirnhautgefäße zu einer verminderten Ausschüttung von CGRP in den vom Trigeminusnerv versorgten Gefäßwänden.

Während einer Migräneattacke lassen sich auch Erhöhungen anderer Eiweiße wie etwa des vasointestinalen Peptids (VIP) als möglicher Ausdruck der Aktivierung parasympathischer oder sympathischer Nervenfasern nachweisen. Diese Aktivierung des parasympathischen oder sympathischen Nervensystems kann für begleitende vegetative Symptome einer Kopfschmerzattacke, wie z. B. Gesichtsschwellung oder Augentränen, verantwortlich gemacht werden.

**Hirnstammaktivierung**   Neben der Reizung der Schmerzfühler des Trigeminusnervs in der entzündeten Gefäßwand werden im Rahmen der Migräneattacke auch die zugehörigen zentralen trigeminalen Neurone durch eine Aktivierung des Hirnstamms im Sinne einer zentralen Bahnung (Sensitisierung) überempfindlich auf ankommende (afferente) Reize gestellt. Dies bewirkt, dass ursprünglich nicht schmerzhafte eingehende

Reize, wie z. B. eine herzschlagbedingte Pulsation der Arterien-
gefäßwand, im Rahmen einer Migräneattacke als schmerzhaft
empfunden werden.

Die Aktivierung umschriebener Hirnstammareale, wie des
periaquäduktalen Graus und des Locus coeruleus, während einer Migräneattacke konnte durch positron-emissions-tomogra-
phischen Nachweis eines erhöhten Stoffwechsels in diesen Area-
len bildgebend belegt werden. In diesen Strukturen wird der
«Migränegenerator», der dem Kopfschmerz zugrunde liegt,
vermutet. Das periaquäduktale Grau hat die zentrale Funktion,
eingehende Schmerzreize zu hemmen und an der weiteren (be-
wussten) Verarbeitung zu hindern. Im Modell konnte gezeigt
werden, dass der Ausfall dieser Struktur zu einer Herabsetzung
der Schmerzschwelle führt. Es ist wahrscheinlich, dass auch
während einer Migräneattacke aufgrund einer verminderten
Schmerzhemmung durch ein Funktionsdefizit dieses Hirnstamm-
areals eine erhöhte Schmerzempfindlichkeit vorliegt. Diskutiert
wird, ob möglicherweise durch ein Funktionsdefizit der Aktivität des periaquäduktalen Graus das trigemino-vaskuläre System,
das als verantwortlich für den Migränekopfschmerz angesehen
wird, aktiviert wird.

### c) Kortikale Reizverarbeitung

Elektrophysiologische Untersuchungen haben gezeigt, dass Migränepatienten eine erhöhte Erregbarkeit der Nervenzellen der
Hirnrinde aufweisen. Diese äußert sich u. a. darin, dass sich das
Gehirn an wiederholte, gleichartige (z. B. visuelle oder akusti-
sche) Reize nicht gewöhnt und dementsprechend die Antwort
des Gehirns auf eine Reizwiederholung nicht abnimmt, d. h.
nicht habituiert. Dieser Habituationsverlust ist zwischen den
Migräneattacken gegeben und nimmt vor Auftreten einer Attacke zu. Während einer Migräneattacke ist die Habituation als
Ausdruck der Gewöhnung der Hirnrinde an eine Reizwiederholung dagegen normal, so dass angenommen wird, dass die Reizverarbeitung der Hirnrinde durch die Migräneattacken normalisiert wird. Durch Biofeedback-Verfahren oder im Rahmen der

medikamentösen Migräneprophylaxe (siehe Kapitel 12) kann erreicht werden, dass die Reizverarbeitung des Gehirns zwischen den Migräneattacken normalisiert wird.

### d) Entstehung der Aura

Als Ursache für die Entstehung der Aura wird eine über die Hirnoberfläche wandernde Veränderung der Erregbarkeit der Nervenzellen der Hirnrinde angenommen. In der Regel breitet sich eine «Depolarisationsfront», die eine vorübergehende Übererregbarkeit der Nervenzellen der Hirnrinde bedingt, mit einer Geschwindigkeit von etwa 3 mm pro Minute langsam über die Hirnoberfläche aus. Meist beginnt die Erregungswelle in der Sehrinde und wandert über die Schläfen- und Scheitelregion bis zur mittleren Hirnregion einer Hirnhälfte. Die Ausbreitung dieser Depolarisationswelle mit begleitender initialer Blutflusszunahme und anschließender Minderdurchblutung aufgrund nachfolgender Mindererregbarkeit der Hirnrinde erfolgt in der Regel einseitig und unabhängig von den Versorgungsgebieten der Hirnarterien. Diese «spreading depression» kann auch nach Abklingen der Aurasymptomatik klinisch unbemerkt über Stunden anhalten.

Aufgrund des Verlaufs der Ausbreitung der «spreading depression» zeigen sich in der Aura meist anfänglich Reiz- oder Ausfallerscheinungen des Sehsystems und gegebenenfalls nachfolgende Gefühlsstörungen, die sich langsam entsprechend der Ausbreitungsgeschwindigkeit ebenfalls ausdehnen können. So können Gefühlsstörungen in den Fingern beginnen und sich über die Hand und den Unterarm auf den gesamten Arm ausbreiten und auch das Bein oder das Gesicht mit erfassen. Die Übererregbarkeit der Nervenzellen der Hirnrinde kann für Lichtblitze (Fortifikationsspektren) oder eine Kribbelwahrnehmung auf der Haut (Parästhesien) verantwortlich sein. Die Untererregbarkeit kann von Ausfällen im Gesichtsfeld und Ausfallskotomen (schwarzen Punkten), von einer Gefühlsminderung mit Taubheit oder bei Erfassung des motorischen Hirnrindenareals von einer Lähmung begleitet sein. Breitet sich die «spreading depression» auch auf andere Hirnareale aus, so kann in der Aura in sehr seltenen Fällen auch eine vorübergehende Schreibstörung, Lesestörung oder Sprach- bzw. Sprechstörung auftreten. Warum die «spreading depression» und damit die Migräneaura in der Regel im Bereich der Sehrinde beginnt, ist bisher nicht geklärt.

Neuere Studien zeigen, dass durch die Depolarisationswelle in der Aura Fasern des trigeminalen Systems aktiviert werden können, vergleichbar der Aktivierung im Rahmen der neurogenen Entzündung der Hirnhautgefäße, die zu einer Hirnstammaktivierung führt. Diese wiederum kann für die Entstehung des Migränekopfschmerzes und die Begleitsymptome verantwortlich gemacht werden.

# 8. Diagnostik

Diagnostisch gilt es, die von den Betroffenen angegebenen Kopfschmerzen und Begleitbeschwerden einem definierten Kopfschmerztyp zuzuordnen. Dies hat bei eingehender Kenntnis der von den Fachgesellschaften vorgegebenen Klassifikationskriterien aufgrund bestimmter Konstellationen der einzelnen Beschwerden zu erfolgen.

Zur Abgrenzung primärer Kopfschmerzen, wie etwa Migräne, Spannungskopfschmerz oder Clusterkopfschmerz, von sekundären Kopfschmerzen, wie etwa nach Hirnblutung, Hirntrauma, Schlaganfall oder Hirnhautentzündung, d. h. von Kopfschmerzen, bei denen sich eine organbezogene krankhafte Veränderung feststellen lässt, muss differentialdiagnostisch der Ausschluss fassbarer symptomatischer Ursachen erfolgen.

Sonderformen, unterschiedliche Schweregrade und spezielle Verläufe der Migräne dürfen diagnostisch nicht unerkannt bleiben, da diese ein «maßgeschneidertes» therapeutisches Vorgehen erfordern. Auch wenn der primäre Kopfschmerz nicht auf die typische Medikation anspricht, wie z. B. die Migräne auf eine Triptangabe, muss die getroffene diagnostische Zuordnung des Kopfschmerzes überdacht werden.

Ändert sich der Kopfschmerzcharakter, die Kopfschmerzhäufigkeit oder Kopfschmerzverteilung im Verlauf, so kann dies Ausdruck einer Komplikation der Behandlung sein, aber auch die Entwicklung eines sekundären Kopfschmerzes mit krankhaftem Organbefund bedeuten, die nicht übersehen werden darf, da dann weitere – auch apparative – Zusatzdiagnostik erforderlich wird.

### a) Anamnese

Eine ausführliche und vollständige Erhebung der Vorgeschichte (Anamnese), gegebenenfalls unter Einbeziehung von Aufzeichnungen des Patienten in einem Kopfschmerz-Tagebuch, und eine sorgfältige klinische und neurologische Untersuchung ermöglichen in der Regel die Diagnosestellung eines Migräneleidens.

Zur Zuordnung von Kopfschmerzen gilt es festzustellen, wo der Kopfschmerz lokalisiert ist bzw. sein Maximum zeigt, wie der Kopfschmerz beschaffen ist, von welcher Stärke er ist, wie die Kopfschmerzen beginnen, wie lange sie anhalten, wie häufig sie auftreten, welche Bedingungen den Kopfschmerz hervorrufen (Auslöse- oder Provokationsfaktoren) oder den Kopfschmerz verstärken (Augmentationsfaktoren).

Bezüglich der Kopfschmerzhistorie ist es wichtig zu erfahren, wann der Kopfschmerz erstmals aufgetreten ist, ob sich der Kopfschmerzcharakter, die Kopfschmerzhäufigkeit oder die Kopfschmerzintensität im Verlauf geändert haben und ob die bisherigen medikamentösen oder nichtmedikamentösen Behandlungsmaßnahmen den Kopfschmerz wirksam beeinflussen konnten.

Zur Diagnosesicherung einer Migräne oder Migräne mit Aura ist die Erfassung von Vorboten, Aurazeichen und vegetativen Begleitbeschwerden unerlässlich. Häufig leiden auch Familienangehörige unter einer Migräne.

Vor der Diagnosestellung einer Migräne muss ein symptomatischer Kopfschmerz, der in einem der Migräne ähnlichen Bild in Erscheinung tritt, durch gezieltes Befragen bezüglich möglicher Auffälligkeiten seitens des internistischen und insbesondere neurologischen Fachgebiets ausgeschlossen worden sein.

Die bei einer strukturierten Anamneseerhebung diagnostisch weiterführenden Aspekte sind in Tabelle 7 zusammenfassend aufgeführt.

**Tabelle 7:** Ärztliche Diagnosestellung der Migräne durch ausführliche Erhebung der Kopfschmerz-Vorgeschichte unter Berücksichtigung differentialdiagnostischer Überlegungen

| | |
|---|---|
| Charakter | pochend, hämmernd, pulsierend, blitzartig, stechend, bohrend, dumpf-drückend |
| Lokalisation | halbseitig, beidseitig, seitenwechselnd, diffus, umschrieben |
| Intensität | 4-Stufen-Skala: leicht, mittel, schwer, unerträglich; vernichtend, fluktuierend; Analogskala 1–10 |
| Intensitätsmaximum | wechselnd, Stirn/Schläfe, Scheitel, Hinterkopf, Nacken, (seitlicher) Hals, Gesicht, um das Auge, hinter dem Auge |
| Beginn | erstmalig, wiederholt, schlafgebunden, tageszeitliche Abhängigkeit, nachts; perakut, akut, subakut, langsam zunehmend, chronisch |
| Typ | Attacke, Episode, Dauerkopfschmerz |
| Dauer | Sekunden, Minuten, Stunden, Tage, anhaltend |
| Häufigkeit | pro Tag, Woche, Monat, Jahr; Frequenzänderung |
| Auslösefaktoren (Trigger-/ Provokationsfaktoren) | Stress, Nahrungsaufnahme, Alkohol, Hormone, Zyklus, Wetterwechsel, Tagesrhythmusänderung, Trauma, sexuelle Aktivität, körperliche Aktivität, Essen, Sprechen, Medikamente |
| Verstärkungsfaktoren (Augmentationsfaktoren) | körperliche Tätigkeit, Stehen, Liegen, Husten, Bücken, fehlende Reizabschirmung |
| Erleichterungsfaktoren (Reduktionsfaktoren) | Entspannung, Schlaf, Reizabschirmung, spezifische Medikation, Bewegung |
| Vorboten (Prodromi) | Gereiztheit, Stimmungsänderung, Konzentrationsminderung, Müdigkeit, Heißhunger, Unwohlsein |
| Aurazeichen | Sehstörung, Gefühlsstörung, Sprachstörung, Lähmung |

| Begleitbeschwerden | Übelkeit, Erbrechen, Licht-, Geräusch- oder Geruchsüberempfindlichkeit, enge Lidspalte, enge Pupille, Tränenfluss, Nasenlaufen, verstopfte Nase, Lidschwellung, Gesichtsrötung, Durchfall, Bewegungsdrang |
|---|---|
| Warnzeichen | schlagartiger Beginn, Vernichtungsschmerz, < 5 Jahre, > 50 Jahre, Verschlechterung trotz adäquater Therapie, Fieber, Nackensteife, Bewusstseinsstörung, Fokalneurologie, Hirndruckzeichen, Stauungspapille, Krampfanfall |
| Erstmanifestation | Kindheit, Pubertät, Erwachsener, höheres Alter |
| Familienanamnese | Migräne, Clusterkopfschmerz, Erkrankungen des zentralen Nervensystems, psychische Erkrankungen, Analgetika-Einnahmeverhalten |
| Vor-/Begleiterkrankungen | Encephalitis, Meningitis, Schädel-Hirn-Trauma, Hirnblutung, Hirntumor, Tumorleiden, HIV, Depression, Grüner Star, Asthma, Nierenleiden, Bluthochdruck, Gefäßerkrankung/Risikofaktoren |
| Bisherige Therapie | Schmerzmittel, Migränemittel, andere Medikamente, Einnahmeverhalten (Übergebrauch), nichtmedikamentöse Therapieverfahren, Wirksamkeit (Triptan, Indometacin) |

## b) Apparative Zusatzdiagnostik

Lässt sich eine Migräne aufgrund der Vorgeschichte, des Beschwerdebildes und des Verlaufs bei Erfüllung der Diagnosekriterien der International Headache Society eindeutig diagnostizieren und lassen sich in der körperlichen und neurologischen Untersuchung keine Auffälligkeiten nachweisen, so ist zur Diagnosesicherung keine weiterführende Diagnostik erforderlich, da sich bei primären Kopfschmerzen keine krankheitswertigen Strukturauffälligkeiten des zentralen Nervensystems nachweisen lassen. Dementsprechend finden sich in der bildgebenden Diagnostik des Gehirns nur bei ein bis zwei von tausend untersuchten Patienten mit typischer Migränevorgeschichte und unauffälligem neurologischem Untersuchungsbefund strukturelle Auffälligkeiten, die in der Regel nicht als kopfschmerzverursachend oder kopfschmerzverstärkend angesehen werden können.

**Bildgebende Diagnostik** Sind die Vorgeschichte und die klinisch-neurologischen Befunde nicht mit dem typischen primären Kopfschmerz einer Migräne vereinbar und ist bei Vorliegen von so genannten «Warnsymptomen» der Verdacht auf einen symptomatisch bedingten sekundären Kopfschmerz gegeben, werden bildgebende Untersuchungsverfahren des Gehirns erforderlich.

So können erstmals jenseits des 55. Lebensjahrs oder in noch höherem Lebensalter aufgetretene Kopfschmerzen, heftigste bislang nicht bekannte Kopfschmerzen, nicht zuordenbare Kopfschmerzen, langsam zunehmende Kopfschmerzen oder Kopfschmerzen, die weder auf Schmerz- noch auf Migränemedikamente ansprechen, Anlass zu einer radiologischen bildgebenden Diagnostik geben.

Auch Kopfschmerz «plus», d. h. Kopfschmerzen mit zusätzlichen, als krankhaft zu wertenden Beschwerden wie Fieber mit Nackensteife, Veränderung der Wachheit, anhaltendem Nüchternerbrechen, seelischen Auffälligkeiten, Veränderung des Verhaltens oder der Orientierung, sowie Kopfschmerzen mit neurologischen Auffälligkeiten wie etwa einer Lähmung, Gefühls-, Gang-, Gleichgewichts-, Seh- oder Sprachstörung und Kopfschmerzen mit einem erstmaligen epileptischen Anfall machen eine weitere differentialdiagnostische Abklärung mittels zerebraler Bildgebung erforderlich.

Diagnostische Umsicht ist geboten bei erstmaligem Auftritt von Kopfschmerzen, bei schwerwiegenden Grunderkrankungen wie HIV-Infektion, Aids und einem Krebsleiden, bei Tuberkulose oder bei einer medikamentösen Behandlung wie etwa einer Chemotherapie, die eine Abwehrschwäche nach sich ziehen kann.

Bestehen bei einem Patienten mit Migräne Ängste, an einem Hirntumor zu leiden, und lassen sich diese trotz intensiver Aufklärung nicht beseitigen, so können diese Grund für die Durchführung einer (einmaligen!) zerebralen Bildgebung sein.

Als bildgebende Verfahren stehen die craniale Computertomographie (CCT) sowie die Magnetresonanztomographie (MRT) des Gehirns zur Verfügung. SPECT (Single-Photon-Emissions-Computer-Tomographie) und PET (Positron-Emissions-Tomographie) sind in der klinischen Diagnostik nicht hilfreich und werden vorwiegend zur Klärung wissenschaftlicher Fragen eingesetzt.

Die Indikationen zur Durchführung einer zerebralen Bildgebung sind in Tabelle 8 dargestellt.

**Tabelle 8:** Kriterien, die eine weiterführende bildgebende Diagnostik bei Migräne oder anderem Kopfschmerz nahelegen

Auffällige Manifestation

- Atypischer Kopfschmerz, nach den Diagnosekriterien nicht zuordenbar
- Typische Migräne außerhalb des Altersgipfels (nach dem 40. Lebensjahr)
- Aura mit fokalneurologischem Defizit (z. B. Halbseitenlähmung)
- Aura von untypischer Charakteristik und/oder untypischer Dauer

Auffälliger Verlauf

- (Nicht medikamentös bedingte) Änderung der Kopfschmerzfrequenz
- Zunahme der Kopfschmerzdauer
- Änderung des Kopfschmerzcharakters
- Zunehmende Kopfschmerzintensität
- Heftigster, bezüglich Intensität und Qualität bislang nicht bekannter Kopfschmerz
- Auftreten neurologischer oder neuropsychologischer Symptome
- Wirkungsverlust initial wirksamer (nicht missbräuchlich eingenommener) Schmerzmedikamente

Kopfschmerz «plus», d. h. mit Auffälligkeiten in der körperlichen und neurologischen bzw. nervenärztlichen Untersuchung

- Fieber und Nackensteife
- Hirndruckzeichen (Vigilanzstörung, Nüchternerbrechen, Stauungspapillen)
- Cerebraler Krampfanfall
- Bewusstseinstrübung, Verwirrtheit, Desorientiertheit
- Wahrnehmungs- oder Denkstörungen
- Bleibende fokalneurologische Defizite z. B. Lähmung, Gefühlsstörung, Sprachstörung, auffälliger Neurostatus
- Hirnleistungsminderung
- Ausgeprägte Angst vor ursächlicher Hirnerkrankung

Eine *craniale Computertomographie (CCT)* ist leicht verfügbar, relativ kostengünstig und abgesehen von einer Strahlenbelastung und einem möglichen Kontrastmittelallergierisiko ungefährlich. Aufgrund der Strahlenbelastung darf ein CCT bei schwangeren Patientinnen nicht durchgeführt werden. Zurückhaltung ist ebenso bei Kindern geboten.

Mit der CCT können die meisten gut- oder bösartigen Hirntumore nachgewiesen werden, darüber hinaus Hirnblutungen, Zirkulationsstörungen des Nervenwassers (Hydrocephalus), Blutungen unter der harten Hirnhaut (subdurales Hämatom), Schlaganfälle, Hirnabszesse oder Entzündungen der Nebenhöhlen. Für Blutungen unter der weichen Hirnhaut (Subarachnoidalblutung) ist das CCT besonders sensitiv. Vor einer Überinterpretation der CCT-Befunde ist zu warnen, da sich häufig auffällige Befunde finden lassen, die in keinem ursächlichen Zusammenhang mit dem Migränekopfschmerz stehen. Hierzu zählen z. B. Zysten der weichen Hirnhaut im Bereich des Schläfenlappens (asymptomatische temporale Arachnoidalzysten in 0,5 % der Fälle), kleine, gutartige Geschwulste der harten Hirnhaut (Meningeome), flohstichartige Veränderungen der weißen Substanz des Gehirns, kleine Gefäßmissbildungen oder eine Erweiterung der inneren Hohlräume des Gehirns, die keine Auswirkung auf den Druck des Nervenwassers hat.

Die craniale Kernspintomographie oder *Magnetresonanztomographie (MRT)* ist die Methode der Wahl bei der Abgrenzung der Migräne von sekundären symptomatischen Kopfschmerzen. Sie ist besonders geeignet zum Nachweis von krankhaften Prozessen im Bereich des Hirnstammes, der Hirnanhangsdrüse, der hinteren Schädelgrube mit Halsübergang, der Gesichts- und Schlundregion und der Weichteile der Halsregion. Dies gilt auch bei Fragestellungen pathologischer Veränderungen des Gefäßsystems wie Thrombosen in den Hirnvenen oder deren Erweiterungen (Sinus), Einrissen der inneren Gefäßwand (Dissekate), Entzündungen der Hirngefäße (Vaskulitis) oder Rankengeschwulsten (Angiome). Während Hirnblutungen, Knochenveränderungen (im Knochenfenster) oder Schlaganfälle auch in der cranialen Computertomographie ausreichend beurteilt werden können, lassen sich Entzündungen oder Entmarkungen im Gehirn besonders leicht mit der cranialen Kernspintomographie aufzeigen.

Migränepatienten zeigen häufiger als gleichaltrige Personen ohne Migräne kleinfleckige Veränderungen der weißen Substanz, die insbesondere unter der Hirnrinde oder neben den inneren Hohlräumen liegen. Die Entstehungsbedingungen dieser Veränderungen sind nicht geklärt und haben keine Behandlungskonsequenz. Häufig werden die Veränderungen im Sinne von Entmarkungsherden als Ausdruck einer Multiplen Sklerose fehlinterpretiert.

*(Nativ-)Röntgenuntersuchungen* des Schädels und/oder der Halswirbelsäule sind im Rahmen der Migränediagnostik nicht hilfreich, da die Migräne nicht auf Verschleißerscheinungen der Halswirbelsäule oder knöchernen Veränderungen der Schädelkalotte beruht, auch wenn dies früher angenommen wurde, da der Migränekopfschmerz mitunter im Nacken und Hinterkopfbereich beginnen kann (frühere «migraine cervicale»).

Lediglich bei Kopfschmerzen nach einem Schädel-Hirn-Trauma oder Trauma der Halswirbelsäule mit einem posttraumatischen Kopfschmerz kann zum Nachweis knöcherner Unfallfolgen einschließlich Gefügestörungen und/oder Gleiten der Wirbelkörper der Halswirbelsäule eine entsprechende Nativdiagnostik in Betracht gezogen werden.

**Nervenwasseruntersuchung** Eine Entnahme des Nervenwassers *(Lumbalpunktion)* mit anschließender Untersuchung ist angezeigt, wenn ein migräneartig auftretender Kopfschmerz im Rahmen einer Subarachnoidalblutung, die sich mitunter auch in einem cranialen Computertomogramm nicht nachweisen lässt, auftritt oder wenn eine entzündliche Erkrankung des zentralen Nervensystems oder der Hirngefäße vermutet wird, gleichgültig ob diese akut oder chronisch verläuft.

Bei Kopfschmerzen mit Begleitsymptomen, wie fokalneurologischen Auffälligkeiten, aber auch Fieber oder Nackensteife, wird bei nicht eindeutiger cerebraler Bildgebung eine Nervenwasseruntersuchung unumgänglich. Vor einer Nervenwasserentnahme muss ein erhöhter Hirndruck bildgebend ausgeschlossen sein. Besteht der Verdacht auf einen Kopfschmerz, der auf einen Nervenwasserunterdruck zurückzuführen ist (Besserung im Liegen, Verschlechterung im Stehen) oder umgekehrt Folge eines Nervenwasserüberdruckes ist (Pseudotumor cerebri; Besserung im Stehen, Verschlechterung im Liegen) sollte bei einer Nervenwasserentnahme zur Diagnosesicherung auch eine Nervenwasserdruckmessung durchgeführt werden.

Die Nervenwasserentnahme selbst kann bei etwa 10% der mit dieser Methode untersuchten Patienten für einige Tage nach der Punktion zu Kopfschmerzen führen, die aufgrund eines vorübergehend erniedrigten Nervenwasserdrucks im Sitzen oder Stehen verstärkt auftreten und sich im Liegen bessern oder zurückbilden.

**Labordiagnostik**   Laboruntersuchungen umfassen neben der Nervenwasseranalyse die Untersuchung von Blut und Urin. Sie dient der Erfassung seltener Ursachen meist chronischer Kopfschmerzen. Mit der Labordiagnostik können entzündliche sowie stoffwechselbedingte, endokrine oder hormonelle Kopfschmerzursachen bei Funktionsstörungen der Niere, Nebenniere, Leber oder auch Schilddrüse oder Hirnanhangsdrüse ausgeschlossen werden. Die Routinelaboruntersuchungen im Rahmen der Erstabklärung eines Kopfschmerzes beinhalten deshalb eine Bestimmung der Senkungsgeschwindigkeit der Blutkörperchen und des Blutbilds sowie der Elektrolyte und Leber-, Nieren- und Schilddrüsenwerte.

**Gefäßdarstellung**   Eine Gefäßdarstellung mit Kontrastmittel *(Angiographie)* kann in Ausnahmefällen bei Fragestellungen, die nicht durch eine bildgebende Diagnostik (craniales Computertomogramm, Kernspintomographie oder kernspintomographische Angiographie) geklärt werden können, angezeigt sein. Dies gilt zur Abklärung einer akuten Subarachnoidalblutung, einer Sinusvenenthrombose, einer Gefäßaussackung (Aneurysma), eines Gefäßwandeinrisses (Dissektion) bevorzugt bezüglich der Gefäße des hinteren Stromgebiets (Vertebralisstromgebiet) sowie einer Hirngefäßentzündung (Vaskulitis, Angiitis).

Im Vorfeld einer bildgebenden Diagnostik kann auch die *ultraschalldopplersonographische Darstellung* von Hals und Hirngefäßen Hinweise auf das Vorliegen von Gefäßwandeinrissen, Gefäßaussackungen oder Gefäßmissbildungen liefern.

**Elektrophysiologische Untersuchungen** Die Ableitung der Hirnstromkurve *(Elektroenzephalographie)* ist bei der Abklärung von Kopfschmerzen nicht hilfreich, da sich keine kopfschmerztypischen Veränderungen der Hirnstromkurve finden lassen. Auch wenn sich bei ca. 20 % der Migränepatienten im EEG plötzlich auftretende steile Abläufe finden, sind diese Veränderungen nicht spezifisch oder beweisend für das Vorliegen einer Migräne, da diese auch bei gesunden Personen auftreten. Zeigt sich im EEG bei Kopfschmerzen mit fokalneurologischen Ausfällen ein Herdbefund, ist bei Verdacht auf eine symptomatische Kopfschmerzursache die Durchführung einer cerebralen Bildgebung angezeigt, die in der ätiologischen Aussagekraft dem EEG überlegen ist.

Lediglich bei der differentialdiagnostischen Abgrenzung atypischer Migräneauren von fokalen epileptischen Anfällen (z. B. Occipitallappenanfällen mit Reizerscheinungen des Sehsystems) ist das EEG eine wertvolle Hilfe.

Die Analyse durch äußere Reize hervorgerufener Antworten der hirnelektrischen Aktivität *(evozierte Potentiale)* hat bei Migränepatienten Hinweise auf eine veränderte zentralnervöse Reizverarbeitung ergeben. So sind bei Migränepatienten die hirnelektrischen Antworten nach Blitzlichtreizen (visuell evozierte Potentiale, VEP) verspätet und überhöht. Auch bei einer Untersuchung mit Tonreizen (akustisch evozierte Potentiale, AEP) zeigt sich bei Migränepatienten ein verändertes hirnelektrisches Antwortverhalten auf unterschiedliche Reizstärken. Da diese Veränderungen nicht migränespezifisch sind, kann in der Routinediagnostik der Migräne auf die Ableitung evozierter Potentiale verzichtet werden. Gleiches gilt für die elektrische Untersuchung der Nacken- und Kopfmuskulatur *(Elektromyographie)*.

Bei Kindern und Jugendlichen kann sich eine Migräneattacke als akuter Schwindel mit nur sehr gering ausgeprägtem oder fehlendem Kopfschmerz äußern. Auch bei Erwachsenen können im Rahmen einer seltenen Migräne vom Basilaristyp die Schwindelbeschwerden im Vordergrund stehen. In diesen Fällen wird eine Untersuchung der Augenbewegungen nach Reizung des Gleichgewichtsorgans *(Elektronystagmographie)* zur differentialdiagnostischen Abgrenzung gegenüber Erkrankungen des peripheren oder zentralen Gleichgewichtssystems bedeutsam.

Die apparativen zusatzdiagnostischen Möglichkeiten, die im Rahmen der Abklärung eines Migräneleidens mitunter erforderlich werden können, und mögliche Indikationen zu diesen Zusatzuntersuchungen sind in Tabelle 9 zusammenfassend dargestellt.

**Tabelle 9:** Im Einzelfall erforderliche Zusatzdiagnostik, abhängig von Vorgeschichte und klinischem Befund, im Rahmen der differentialdiagnostischen Abklärung einer Migräne bei Vorliegen von «Warnzeichen»

| Untersuchungsverfahren | Indikationen (Auswahl) |
| --- | --- |
| Craniale Computertomographie (CCT) ggf. mit Kontrastmittel | Erkennung von intrakraniellem Blut z. B. bei Subarachnoidalblutung (SAB), apoplektischer bzw. hämorrhagischer Insult, Tumore, Abszesse, Sinusitiden, Hydrozephalus, knöcherne Strukturen im Knochenfenster |
| Magnetresonanztomographie (MRT) | Diagnostik des Hirnstamms, der Hypophyse, der Gesicht- und Halsregion inkl. des Kopf-Hals-Überganges, ischämische oder entzündliche Läsionen des zentralen Nervensystems |
| Magnetresonanzangiographie (MRA) | Sinusvenenthrombose, Gefäßdissekate, -aussackungen, -stenosen, -verschlüsse, -missbildungen, -fisteln |
| Konventionelle (digitale Subtraktions-)Angiographie (DSA) | Hirngefäßentzündung (cerebrale Vaskulitis) + vgl. MRA und Dopplersonographie |
| Konventionelles Nativ-Röntgen | Halswirbelsäule bei Trauma mit Verdacht auf posttraumatischen Kopfschmerz Nasennebenhöhlen bei Verdacht auf Sinusitis |

| Untersuchungsverfahren | Indikationen (Auswahl) |
| --- | --- |
| Dopplersonographie der hirnversorgenden Gefäße | Arteriosklerose, Gefäßeinengungen, arteriovenöse Gefäßmissbildungen, okzipitale Durafistel, Gefäßdissekate, thrombembolische Gefäßverschlüsse |
| Herz-Kreislauf-Tests (EKG, Echokardiographie, Blutdruck-Kontrolle) | Bluthochdruck, Vorhofflimmern, Herzthromben, offenes Foramen ovale |
| Blut-Labordiagnostik | Stoffwechselstörungen, endokrine Störung, Medikamentenübergebrauch, (BSG, Blutbild, Elektrolyte, Leber-, Nieren-, Schilddrüsenwerte) |
| Lumbalpunktion mit Liquor-Labordiagnostik | Subarachnoidalblutung, entzündliche Erkrankungen des zentralen Nervensystems (Meningitis, Encephalitis), Pseudotumor cerebri (mit Liquordruckmessung) |
| Elektroenzephalographie (EEG) | Epilepsie, Abgrenzung der Migräneaura von epileptischem Anfall |
| Evozierte Potentiale | Kopf- oder Gesichtsneuralgien, z. B. Trigeminusneuralgie (SEP), Optikusneuritis (VEP), Hirstammkontusion (AEHP) |
| Fachärztliche Beratung, Anamnese/Befund geleitet, u. a.: zahnärztliche/kieferchirurgische, HNO-ärztliche, augenärztliche Untersuchung | Kopf- oder Gesichtsschmerz bei strukturellen, entzündlichen Erkrankungen des Schädels im Bereich von Hals, Augen (Glaukom), Ohren, Nase, Nasennebenhöhlen, Zähnen, Mund oder anderen Kopf- und Gesichtsstrukturen |

## c) Interdisziplinäre Diagnostik

Auch wenn es in der Regel dem nicht spezialisierten Arzt gelingt, die Diagnose einer Migräne anhand von Vorgeschichte und klinischer sowie neurologischer Untersuchung zu stellen, kann in Einzelfällen aufgrund des individuellen Beschwerdebilds und auffälliger Untersuchungsbefunde eine multiprofessionelle Abklärung der Migräne unter Hinzuziehung unterschiedlicher Fachdisziplinen erforderlich werden.

Bestehen bei einem einseitigen Stirnkopfschmerz, der einem Migräneschmerz ähneln kann, Hinweise auf Vorliegen einer Stirnhöhlenentzündung mit Klopfschmerzhaftigkeit über dem schmerzhaften Areal, so kann eine HNO-ärztliche Stellungnahme zur Beurteilung der Nasennebenhöhlen erforderlich werden.

Eine augenärztliche Zusatzuntersuchung ist hilfreich, wenn sich ein migräneartiger heftiger Kopfschmerz in und um das Auge sowie im Bereich der Augenhöhle zeigt und nicht sicher von einer plötzlichen schmerzhaften Augeninnendruckerhöhung, meist verbunden mit einer Rötung der Bindehaut und einer weiten Pupille, bei möglichem Vorliegen eines Grünen Stars abgrenzen lässt.

Eine orthopädische Untersuchung im Rahmen einer Migräneabklärung ist in der Regel nicht erforderlich, da die Migräne nicht von Verschleißerscheinungen der Halswirbelsäule herrührt. Lediglich bei einem halbseitigen, nicht seitenwechselnden Kopfschmerz, der im Nacken beginnt und abhängig von Kopfdrehung oder definierter Kopfstellung auftritt oder zunimmt und mit druckschmerzhaften Nervenaustrittspunkten am Hinterhaupt verbunden ist, ist bei Verdacht auf einen halswirbelsäulenbedingten Kopfschmerz (zervikogener Kopfschmerz) eine orthopädische Untersuchung weiterführend.

Bei halbseitigem Gesichts- und Kopfschmerz, der meist morgens betont im Kiefergelenkbereich vor dem Ohr beginnt, sich nach längerem Kauen verschlechtern kann und in den Stirn- und/oder Schläfenbereich ausstrahlt, sollte der Betroffene im Rahmen einer Schmerzabklärung mit Verdacht auf eine schmerzhafte Kiefergelenksfehlfunktion (Myarthropathie, temporo-mandibuläre Dysfunktion) einem Zahnarzt, Kieferchirurgen oder Kieferorthopäden vorgestellt werden.

Bei Vorliegen einer begleitend zu einem Migräneleiden auftretenden Depression, bei bestehenden Konflikten oder Spannungen im Umfeld, die Migräneattacken auslösen und für eine Zunahme der Attackenfrequenz sowie eine Chronifizierung der Migräne verantwortlich sein können, oder aber bei Vorliegen eines missbräuchlichen Schmerz- oder Migränemittelgebrauchs, ist im Rahmen eines multiprofessionellen Behandlungskonzepts eine nervenärztliche, psychiatrische, psychosomatische, psychologische oder psychotherapeutische Mitbetreuung sinnvoll.

Unter Zuhilfenahme psychologischer und psychotherapeutischer Expertise können von den Migräneleidenden Entspannungstechniken erlernt und ggf. stützende gesprächstherapeutische oder verhaltenstherapeutische Maßnahmen ergriffen werden.

Bei eisprung- oder periodenassoziierter Migräne kann unter Einbeziehung des gynäkologischen Fachgebiets bei Einnahme eines Hormonpräparats (z. B. zur Verhütung) die Hormontherapie abgesetzt oder optimiert werden, da durch die Einnahme von Hormonen die Häufigkeit der Migräneattacken erhöht werden kann. Gynäkologische Operationen mit Herausnahme der Gebärmutter oder der Eierstöcke haben keinen Einfluss auf das Migräneleiden und sind nicht angezeigt!

Bei Verdacht auf endokrinologische oder internistische Kopfschmerzursachen, wie Schilddrüsenfehlfunktion oder Bluthochdruckkrisen, ist eine weitere Abklärung durch das endokrinologische oder internistische Fachgebiet angezeigt.

Bei Erstauftreten einer Migräneaura mit fokalneurologischen Symptomen ist die Abgrenzung von einer flüchtigen Durchblutungsstörung (TIA, transitorisch ischämische Attacke) oder von einem fokalen epileptischen Anfall manchmal schwierig und bedarf der Abklärung durch einen neurologischen Spezialisten.

Die Fachdisziplinen, die symptom- und befundgeleitet ggf. in die diagnostische Abklärung eines Migräneleidens einbezogen werden sollten, sind in Tabelle 10 aufgelistet.

**Tabelle 10:** Beschwerde- und befundgeleitet kann eine multidisziplinäre Migränediagnostik mit unterschiedlichen Fachdisziplinen (links) bei entsprechenden fachspezifischen Verdachtsdiagnosen (rechts) erforderlich werden.

| Fachdisziplin | Verdachtsdiagnosen |
|---|---|
| Neurologie | Durchblutungsstörung, epileptischer Anfall, Erkrankung des Nervensystems |
| Innere Medizin | Hochdruckkrisen, rheumatische Erkrankung |
| Endokrinologie | Schilddrüsenfehlfunktion |
| Psychiatrie, Psychosomatik, Nervenarzt | Begleitdepression, Medikamentenfehlgebrauch, psychosoziale Belastungssituation |
| Psychotherapie | Supportive Gesprächstherapie Verhaltenstherapie bei Migränechronifizierung |
| Psychologie | Psychotherapie Entspannungsverfahren Biofeedback-Verfahren |
| Orthopädie | Zervikogener Kopfschmerz |
| Gynäkologie | Optimierung der Hormontherapie Periodenassoziierte Migräne |
| Ophthalmologie | Grüner Star, Brechungsanomalie (Kurz- oder Weitsichtigkeit) |
| Hals-Nasen-Ohren-Heilkunde | Nasennebenhöhlenerkrankung |
| Kieferorthopädie, Kieferchirurgie | Schmerzhafte Kiefergelenksfehlfunktion |
| Zahnheilkunde | Abszess, Zahnwurzelschmerz |
| Neurochirurgie | Akute subdurale, subarachnoidale oder zerebrale Blutung, Hirntumor, Hirndruck |

## 9. Differentialdiagnose

### a) Primäre Kopfschmerzen

Migräne gehört zu den primären Kopfschmerzerkrankungen, die die Mehrzahl sämtlicher Kopfschmerzsyndrome (ca. 90%) ausmachen und bei denen mit klinischen und apparativen Untersuchungsverfahren keine Ursache nachgewiesen werden kann. Deshalb werden sie auch als idiopathische Kopfschmerzerkrankungen bezeichnet. Zur Diagnosestellung einer Migräne müssen andere primäre Kopfschmerzformen ausgeschlossen werden. Dies sind der Kopfschmerz vom Spannungstyp, der Clusterkopfschmerz und seltene Kopfschmerzen, bei denen sich keine strukturelle Schädigung nachweisen lässt, wie etwa Kopfschmerzen, die bei körperlicher Anstrengung, sexueller Aktivität, beim Husten oder bei Kälte auftreten.

**Tabelle II:** Primäre Kopfschmerzsyndrome nach der Klassifikation der Internationalen Kopfschmerzgesellschaft, die bei der Diagnosefindung eines Migräneleidens differentialdiagnostisch in Betracht gezogen werden.

---

Primäre Kopfschmerzen

---

1. Migräne

2. Kopfschmerz vom Spannungstyp

3. Clusterkopfschmerz und andere trigemino-autonome Kopfschmerzerkrankungen

4. Andere primäre Kopfschmerzen
   - Primär stechender Kopfschmerz
   - Primärer Hustenkopfschmerz
   - Primärer Kopfschmerz bei körperlicher Anstrengung
   - Primärer Kopfschmerz bei sexueller Aktivität
   - Primärer schlafgebundener Kopfschmerz
   - Primärer Donnerschlagkopfschmerz
   - Hemicrania continua
   - Neu aufgetretener täglicher Kopfschmerz

---

**Spannungskopfschmerz**    Der Spannungskopfschmerz ist neben der Migräne die am häufigsten vorkommende Kopfschmerzform und stellt die wichtigste Differentialdiagnose der Migräne dar. Es kann ein episodischer Spannungskopfschmerz (weniger als 15 Kopfschmerztage pro Monat) von einem chronischen Spannungskopfschmerz (mehr als 15 Kopfschmerztage pro Monat) unterschieden werden. Zwei Drittel der Bevölkerung leiden unter einem episodischen Spannungskopfschmerz, dagegen nur ein bis zwei Prozent unter einem chronischen Spannungskopfschmerz. Männer und Frauen sind im gleichen Verhältnis betroffen. Derzeit wird davon ausgegangen, dass der Spannungskopfschmerz auf einer erhöhten zentralen Schmerzempfindlichkeit bei einer Fehlfunktion der zentralen Schmerzhemmung beruht.

Die Diagnosekriterien des *episodischen Kopfschmerzes vom Spannungstyp* gemäß der Internationalen Kopfschmerzgesellschaft sind in Tabelle 12 zusammengefasst.

Der Kopfschmerz vom Spannungstyp ist in der Regel von geringerer Intensität als der Migränekopfschmerz und wird dementsprechend als weniger störend empfunden. Er tritt meist nicht halbseitig, sondern helmartig oder ringförmig über den

**Tabelle 12:** Diagnosekriterien des episodischen Kopfschmerzes vom Spannungstyp gemäß der Internationalen Kopfschmerzgesellschaft

---

Episodischer Kopfschmerz vom Spannungstyp

---

A. Mindestens 10 Episoden über mindestens drei Monate, welche die Kriterien B–D erfüllen
B. Kopfschmerzdauer zwischen 30 Minuten und 7 Tagen
C. Mindestens zwei der nachfolgenden Charakteristika:
   1. Beidseitige Lokalisation
   2. Schmerzqualität drückend oder beengend, nicht pulsierend
   3. Leichte bis mittelschwere Schmerzintensität
   4. Keine Verstärkung durch körperliche Routineaktivitäten wie Gehen oder Treppensteigen
D. Beide folgende Punkte sind erfüllt:
   1. Keine Übelkeit oder Erbrechen (Appetitlosigkeit kann auftreten)
   2. Photophobie oder Phonophobie (nicht beides)
E. Nicht auf eine andere Erkrankung zurückzuführen

ganzen Kopf verteilt auf. Die Kopfschmerzdauer liegt meist bei einigen Stunden. Der Kopfschmerz tritt häufig gegen Abend auf und wird bei Erschöpfung oder in Stresssituationen verstärkt. Abweichend vom pochenden Kopfschmerzcharakter der Migräne ist der Spannungskopfschmerz in der Regel von dumpf-drückendem Charakter. Im Gegensatz zur Migräne wird der Spannungskopfschmerz nicht durch körperliche Aktivität verschlechtert. Dementsprechend haben Patienten mit Spannungskopfschmerz in der Regel keine Tendenz, die Arbeit zu unterbrechen oder sich zurückzuziehen. Da der Spannungskopfschmerz ohne Erbrechen und nur gelegentlich mit gering ausgeprägten vegetativen oder sensorischen Begleitbeschwerden einhergeht, haben die Patienten auch kein Bedürfnis nach einer reizarmen Umgebung. Dem Spannungskopfschmerz geht keine Aura voraus.

Die unterschiedlichen Kriterien des Migräne- und Spannungskopfschmerzes sind in Tabelle 13 gegenübergestellt.

Nicht selten entwickelt sich aus einem episodischen Spannungskopfschmerz ein *chronischer Spannungskopfschmerz*, bei dem die Kopfschmerzen nahezu täglich oder zumindest an mehr als 15 Tagen im Monat auftreten. Die diagnostischen Kriterien

**Tabelle 13:** Gegenüberstellung der unterschiedlichen Charakteristika des Migränekopfschmerzes im Vergleich zum Spannungskopfschmerz

|  | Migräne | Spannungskopfschmerz |
|---|---|---|
| Lokalisation | halbseitig | ganzer Kopf |
| Intensität | stark | leicht bis mittelstark |
| Charakter | pochend | dumpf-drückend |
| Dauer | Tage | Stunden |
| Übelkeit | ++ | – |
| Erbrechen | + | – |
| Rückzugstendenz | ++ | – |
| Lichtempfindlichkeit | ++ | (+) |
| Geräuschempfindlichkeit | ++ | (+) |
| Triptanwirksamkeit | ++ | (+) |
| körperliche Aktivität | Verschlechterung | ohne Einfluss, gelegentlich Besserung |

entsprechen ansonsten den in Tabelle 12 aufgeführten Angaben.

Eine atypische Migräne mit lediglich seitenbetontem Ganzkopfschmerz ohne strenge Halbseitigkeit und mit einem dumpfziehenden, aber nicht pochenden Schmerzcharakter ist mitunter schwierig von einem Spannungskopfschmerz abzugrenzen. Gleiches gilt für das Vorliegen eines atypischen Spannungskopfschmerzes, der seitenbetont mit stirn-schläfen-betontem Schmerzmaximum auftreten kann. In diesen Fällen kann die «Testgabe» eines Triptans als spezifisches Migränemedikament in ausreichender Dosierung weiterhelfen, da in der Regel nur der Migränekopfschmerz, nicht aber der Spannungskopfschmerz auf die Gabe eines Triptans anspricht.

**Medikamenteninduzierter Dauerkopfschmerz** Es ist zu wenig bekannt, dass die regelmäßige Einnahme von Schmerzmitteln (wie etwa Aspirin, Paracetamol, Ibuprofen, Diclofenac etc.) zur Behandlung der Spannungskopfschmerz-Episoden paradoxerweise zu einer Häufung der Kopfschmerzepisoden führen kann und sich im Rahmen einer Schmerzchronifizierung nicht selten ein Dauerkopfschmerz entwickelt. Dieser Dauerkopfschmerz bei Schmerzmittelübergebrauch muss von einem chronischen Spannungskopfschmerz abgegrenzt werden, da beim medikamentenbedingten Dauerkopfschmerz nur ein Absetzen der Schmerzmedikation unter ärztlicher Kontrolle, ggf. im Rahmen eines Klinikaufenthalts, erfolgversprechend ist. Mit der Einleitung einer spezifischen Vorsorgebehandlung eines meist unterliegenden episodischen Spannungskopfschmerzes kann im Anschluss begonnen werden.

**Chronische Migräne** Bei einer zunehmenden Häufung von Migräneattacken kann sich eine chronische Migräne entwickeln, bei der der Kopfschmerz an mehr als an 15 Tagen im Monat auftritt. Nicht selten «transformiert» hierbei der gewöhnlich halbseitig pochende Kopfschmerz in einen dumpfen Ganzkopfschmerz. Die Abgrenzung einer chronischen Migräne von einem Spannungskopfschmerz erfordert in diesen Fällen eine sorgfältige Analyse der Vorgeschichte, aus der die Migräneattacken-häufung und der Wandel des Kopfschmerzcharakters hervorgeht. Nicht selten führt ein Triptanübergebrauch mit mehr als 10 Triptaneinnahmen pro Monat zu einer Chronifizierung der Migräne mit Übergang in das beschriebene Mischbild eines Migräne- und Spannungskopfschmerztyps.

**Kombinationskopfschmerz** Wesentlich häufiger als ein solcher «Mischkopfschmerz» ist ein Kombinationskopfschmerz zu beobachten, bei dem der Betroffene sowohl an einer Migräne als auch an einem Spannungskopfschmerz leidet. Beide Kopfschmerzformen lassen sich vom Patienten durch das zeitlich getrennte Auftreten eindeutig voneinander unterscheiden und bedürfen auch einer gesonderten Behandlung und Vorsorge der Migräneattacken einerseits und der Spannungskopfschmerz-Episoden andererseits, auch wenn der «gewöhnliche» Spannungskopfschmerz von den Migränepatienten meist weniger beachtet wird und mitunter erst auf gezieltes Befragen angegeben wird.

**Zervikogener Kopfschmerz** Da die Migräneattacke mitunter mit einem einseitigen, ziehenden Schmerz im Nacken beginnt (vgl. die frühere Bezeichnung «migraine cervicale»), bevor sich das Vollbild eines halbseitig pochenden Kopfschmerzes ausbildet, wird fälschlicherweise davon ausgegangen, dass ein ursächlicher Zusammenhang zwischen der Halswirbelsäule und dem Migräneleiden bestünde. Andererseits wird ein einseitiger, im Nacken beginnender und bis in die Stirn ausstrahlender Schmerz als Ausdruck eines zervikogenen Kopfschmerzes häufig als eine Migräneattacke fehlgedeutet. Eine Migräne schließt jedoch das zusätzliche Vorliegen eines zervikogenen Kopfschmerzes nicht aus, da dieser in bis zu ca. 15 % mit einer Migräne oder einem Spannungskopfschmerz kombiniert ist.

Beim zervikogenen Kopfschmerz handelt es sich um einen einseitigen und seitenkonstanten, anhaltenden, in der Intensität wechselnden dumpf-ziehenden Kopfschmerz mit einer Dauer von Stunden bis Tagen, der typischerweise vom Nacken in den Stirn-Schläfen-Bereich oder bis zur Augenhöhle ausstrahlt. Mit-

**Tabelle 14:** Klinische Kriterien für die Diagnostik
des zervikogenen Kopfschmerzes (nach Sjaastad)

| Zervikogener Kopfschmerz |
| --- |

Hauptsymptome:
1. Symptome und Anzeichen für eine Nackenbeteiligung
    (a) Provokation typischer Kopfschmerzen durch Kopfbewegungen und/
    oder Beibehaltung unangenehmer Kopfhaltungen und/oder durch
    Druck auf die Okzipital- oder obere Zervikalregion der symptoma-
    tischen Seite
    (b) Eingeschränkte Beweglichkeit der Halswirbelsäule
    (c) Ipsilaterale nichtradikuläre Armschmerzen

2. Erfolgreiche Durchführung diagnostischer Blockaden

3. Halbseitigkeit ohne Seitenwechsel

4. Schmerzcharakteristika
    (a) Mittlere bis schwere Intensität, nicht pulsierend, nicht lanzinierend,
    Schmerzbeginn üblicherweise im Nacken
    (b) Schmerzattacken variabler Dauer
    (c) Fluktuierender Dauerschmerz

5. Sonstige wichtige Kriterien
    (a) Fehlender oder geringer Effekt von Indometacin
    (b) Fehlender oder geringer Effekt von Ergotamin und Sumatriptan
    (c) Frauen häufiger betroffen als Männer
    (d) Nicht selten anamnestischer Zustand nach Kopf- oder Halswirbel-
    säulen-Trauma

6. Seltene und weniger wichtige Kriterien
    (a) Übelkeit
    (b) Phonophobie und Photophobie
    (c) Schwindel
    (d) Ipsilaterales Verschwommensehen
    (e) Schluckbeschwerden
    (f) Ipsilaterales periokuläres Ödem

unter besteht auch eine Ausstrahlung in die gleichseitige Schulter
oder den gleichseitigen Arm. Entsprechend den in Tabelle 14 aufgeführten Diagnosekriterien muss der Kopfschmerz durch eine
Kopfdrehung oder -stellung oder durch Druck auf den gleichseitigen Nervenaustrittspunkt am Hinterkopf ausgelöst werden
können. Eine Blockade der oberen Halswurzel und/oder deren

peripheren Endastes führt zu einer vorübergehenden Schmerzfreiheit. Seltene zusätzliche Beschwerden sind Übelkeit und
Brechreiz, Schwindelgefühl, eine geringe Geräusch- und Licht-
überempfindlichkeit sowie gleichseitiges «Verschwommense-
hen» oder eine begleitende Schluckstörung.

In Abweichung vom zervikogenen Kopfschmerz beginnt der
Migränekopfschmerz in der Regel (bei 75%) im Stirn-Schläfen-
Bereich und nicht im Nacken. Der Kopfschmerzcharakter ist
pochend-pulsierend und nicht ziehend. Der halbseitige Migränekopfschmerz kann auch die Seite wechseln. Vegetative Begleitbeschwerden sind bei der Migräne wesentlich ausgeprägter als
beim zervikogenen Kopfschmerz. Die Migräne bedarf keiner
mechanischen Auslösbarkeit durch Drehung der Halswirbelsäule oder durch eine spezielle Kopfstellung. Eine Blockade der
zweiten Halswurzel oder des Nervus occipitalis major zeigt bei
der Migräne keinen Effekt. Bei Erfragen der Vorgeschichte lässt
sich das Auftreten der Migräne meist bis in die Kindheit oder
Pubertät zurückverfolgen, und häufig lässt sich eine familiäre
Belastung für das Migräneleiden (bei etwa 60% der Patienten)
erfragen – Gegebenheiten, die für den zervikogenen Kopfschmerz
nicht gelten.

Die Unterscheidungsmerkmale des zervikogenen Kopfschmerzes zur Migräne sind in Tabelle 15 dargestellt.

Auch wenn selten beidseitige zervikogene Kopfschmerzen auftreten können, lässt sich der zervikogene Kopfschmerz doch von
einem Kopfschmerz vom Spannungstyp abgrenzen. Letzterer
stellt in der Regel einen Ganzkopfschmerz dar, besitzt eine eher
dumpf-drückende und nicht ziehende Schmerzqualität, und
mechanische, halswirbelsäulenbedingte Auslösefaktoren fehlen.
Diagnostische Probleme ergeben sich bei etwa 10% der Patienten mit einem Kopfschmerz vom Spannungstyp, bei denen der
Kopfschmerz einseitig oder deutlich seitenbetont auftritt.

**Clusterkopfschmerz** Beim Clusterkopfschmerz (Lebenszeitprä-
valenz 0,1 bis 1%) handelt es sich um streng einseitige, plötzlich einsetzende heftigste Schmerzen im Augenhöhlen- und
Stirnbereich. Die unerträglichen Kopfschmerzattacken können

**Tabelle 15:** Unterscheidungsmerkmale von der Migräne abzugrenzender Kopfschmerzformen

| Kopf-schmerz | Migräne | Spannungs-kopfschmerz | Medikamenten-induzierter Kopfschmerz | Zervikogener Kopfschmerz | Cluster-kopfschmerz |
|---|---|---|---|---|---|
| Dauer | 4 bis 72 Stunden | episodisch: Stunden bis 1 Tag chronisch: > 7 Tage | andauernd | Stunden bis 1 Tag, später evtl. konstant | 15 Minuten bis 3 Stunden |
| Häufigkeit | variabel, vereinzelt bis mehrmals pro Woche | episodisch: < 180 Tage/Jahr chronisch: > 180 Tage/Jahr | täglich, meist morgens | abhängig vom Auslösemechanismus, täglich | in «Clusters»: 1–8/24 h, meist nachts |
| Intensität Charakter | mittelschwer bis schwer pulsierend, pochend-klopfend | leicht bis mittelschwer dumpf-drückend, beengend | leicht bis mittelschwer dumpf-drückend, stechend | mittelschwer bis schwer konstant, oft mit über-lagerten Attacken | extrem schwer bohrend, stechend |
| Lokalisa-tion | einseitig (2/3), Seiten-wechsel, temporal, frontal | diffus holokraniell | diffus holokraniell | streng einseitig okzipital nach parietal-facial | streng einseitig (retro-)orbital |
| Symptome | Übelkeit Erbrechen Photophobie Phonophobie Aura: (bei 10–15 %): For-tifikationen, wandernde fokalneurologische Defizite Ruhebedürfnis Reizabschirmung | keine oder nur gering ausgeprägt | leichte Übelkeit leichte Photo-, Phonophobie Ergotamine: Vasospasmen, Ergotismus Analgetika: Nephropathie, Tumore im Urogenitaltrakt Magengeschwüre Anämie | gering ausgeprägt, Kloßgefühl im Hals, Schonhaltung von Kopf und Hals | streng einseitig: Tränenfluss, Nasenverstopfung Augenrötung Miosis Prosis |
| Auslöse-faktoren | Stress Nahrung Hormone | z.B. Stresssituationen, Wetterwechsel | Übergebrauch von Ergotaminen, Triptanen, Analgetika | bestimmte Kopfhaltung mit Irritation der Wurzel C2/3, Husten, Pressen | Histamin Nitrate Alkohol |

ein- bis achtmal pro 24 Stunden auftreten, meist nachts nach dem Einschlafen oder in den frühen Morgenstunden. Während der Attacke besteht häufig, gegenteilig zur Migräne, eine Bewegungsunruhe, da Bewegung des Körpers *(rocking around)* oder Herumgehen *(pacing around)* eine Linderung des Schmerzes bedingt. In ca. 80% der Fälle dauern die Beschwerden als «Cluster» lediglich für einige Wochen bis Monate an. Bilden sich die Kopfschmerzattacken innerhalb eines Jahres nicht zurück oder sind dazwischenliegende beschwerdefreie Zeiten kürzer als zwei Wochen, liegt ein chronischer Clusterkopfschmerz vor.

Typisch für den Clusterkopfschmerz sind zusätzlich zum Schmerz gleichseitige vegetative Symptome wie Rötung der Bindehaut des Augapfels, vermehrter Tränen- oder Nasenfluss, verstopfte Nase, Lidschwellung, enge Pupille und/oder eine enge Lidspalte. Die diagnostischen Kriterien des Clusterkopfschmerzes, die eine Abgrenzung von der Migräne erlauben, sind in Tabelle 16 zusammengefasst.

Ähnlich der Mischform der Migräne mit einem Spannungskopfschmerz (s. o.) kann auch eine Clustermigräne als eine Sonderform mit einem fließenden Übergang zwischen Migräne und

**Tabelle 16:** Diagnosekriterien des Clusterkopfschmerzes gemäß der Internationalen Kopfschmerzgesellschaft

| Clusterkopfschmerz |
| --- |
| A. Mindestens fünf Attacken, welche die Kriterien B–D erfüllen |
| B. Starke oder sehr starke, einseitig orbital und/oder temporal lokalisierte Schmerzattacken, die unbehandelt 15 bis 180 Minuten anhalten |
| C. Begleitend tritt mindestens eines der folgenden Charakteristika auf: |
|     1. Ipsilaterale konjunktivale Injektion und/oder Lakrimation |
|     2. Ipsilaterale nasale Kongestion und/oder Rhinorrhö |
|     3. Ipsilaterales Lidödem |
|     4. Ipsilaterales Schwitzen im Bereich der Stirn oder des Gesichts |
|     5. Ipsilaterale Miosis und/oder Ptosis |
|     6. Körperliche Unruhe oder Agitiertheit |
| D. Attackenfrequenz liegt zwischen einer Attacke jeden zweiten Tag und acht Attacken/Tag |
| E. Nicht auf eine andere Erkrankung zurückzuführen |

Clusterkopfschmerz auftreten. Es handelt sich hierbei um Migräneattacken, die zusätzlich die typischen Begleitsymptome einer Clusterkopfschmerzattacke wie etwa eine schmerz-gleichseitige enge Pupille, Rötung des Augenweißes, Tränenfluss, Nasenfluss oder Lidschwellung aufweisen und/oder eine tageszeitliche Bindung zeigen. Die Therapie muss in solchen Fällen die Komponenten beider Kopfschmerztypen berücksichtigen.

Aufgrund eines ähnlichen Erscheinungsbildes und vergleichbarer Entstehungsbedingungen sind die chronisch paroxysmale Hemikranie und das SUNCT-Syndrom *(Short-lasting, Unilateral, Neuralgiform headache attacks with Conjunctival injection and Tearing)* verwandt und der Gruppe der trigemino-autonomen Kopfschmerzen zugeordnet. Auch die *episodische oder chronische paroxysmale Hemikranie* und das SUNCT-Syndrom zeigen die stechenden Kopfschmerzen mit Augenhöhlen- und Schläfenmaximum und die gleichseitigen lokalen vegetativen Begleitsymptome. Die Attackenhäufigkeit – bis zu 30 pro Tag – ist jedoch wesentlich höher und die Attackendauer wesentlich kürzer im Vergleich zum Clusterkopfschmerz: ca. 30 Minuten bei der paroxysmalen Hemikranie bzw. nur Sekunden beim SUNCT-Syndrom. Charakteristisches Unterscheidungsmerkmal gegenüber dem Clusterkopfschmerz ist das Ansprechen dieser Kopfschmerztypen auf ein spezifisches Schmerzmedikament (Indometacin).

Bei etwa 40% der Betroffenen, die unter einer Migräne leiden, treten mehrmals am Tag außerhalb der Migräneattacken Sekunden anhaltende, schmerzhafte Stiche (*Eispickelschmerz*, «jabs-and-jolts-Syndrom») bevorzugt über der Schläfen- und Scheitelregion auf.

Andere primäre Kopfschmerzsyndrome, die lediglich bei körperlicher Anstrengung oder sexueller Aktivität oder beim Husten auftreten, lassen sich aufgrund der Beschwerdeschilderung und Vorgeschichte leicht von der Migräne abgrenzen. Gleiches gilt für Kopfschmerzen, die plötzlich aufgetreten sind, aber über Tage, Wochen bis Monate anhalten wie der primäre *Donnerschlagkopfschmerz*, ein neu aufgetretener täglicher Kopfschmerz oder ein anhaltender Halbseitenkopfschmerz *(Hemicrania continua)*, die in ihrem Erscheinungsbild nicht dem Charakter einer Migräneattacke entsprechen (siehe Tabelle 15).

## b) Sekundäre Kopfschmerzen

Nur sehr selten manifestieren sich symptomatische, d. h. sekundäre Kopfschmerzen mit dem klinischen Bild eines Migränekopfschmerzes. Da in diesen Fällen dem Kopfschmerz jedoch fassbare Erkrankungen zugrunde liegen, die eine spezifische Behandlung erfordern, dürfen diese in den differentialdiagnostischen Überlegungen nicht außer Acht gelassen werden.

Symptomatische Kopfschmerzen können bei den in Tabelle 17 aufgeführten Krankheitsbildern auftreten.

**Tabelle 17:** Klassifikation symptomatischer, sekundärer Kopfschmerzen, denen körperliche Erkrankungen zugrunde liegen.

| Sekundäre Kopfschmerzen |
| --- |
| Kopfschmerz nach Kopf- und/oder Halswirbelsäulen-Trauma |
| Kopfschmerz bei Gefäßstörungen im Bereich des Kopfes oder des Halses |
| Kopfschmerz bei nichtvaskulären intrakranialen Störungen |
| Kopfschmerz durch Einwirkung von Substanzen oder deren Entzug |
| Kopfschmerz bei Infektionen |
| Kopfschmerz bei Störung der Homöostase |
| Kopfschmerz oder Gesichtsschmerz bei Erkrankungen des Schädels sowie von Hals, Augen, Ohren, Nase, Nebenhöhlen, Zähnen, Mund oder anderen Gesichts- oder Schädelstrukturen |
| Kopfschmerz bei psychiatrischen Störungen |
| Kraniale Neuralgien und zentrale Ursachen von Gesichtsschmerzen |
| Andere Kopfschmerzen, kraniale Neuralgien, zentrale oder primäre Gesichtsschmerzen |

Insbesondere bei akut und erstmalig auftretenden Kopfschmerzen stellt sich die Frage, ob es sich um eine Erstmanifestation eines *sekundären* Kopfschmerzes mit entsprechender diagnostischer und therapeutischer Konsequenz oder um die Erstmanifestation eines *primären* Kopfschmerzes handelt. Meist lässt eine detaillierte Anamneseerhebung eine diagnostische Zuordnung zu.

**Subarachnoidalblutung** Ein schlagartig beginnender, heftigster Kopfschmerz, der bei körperlicher Betätigung auftritt, ist häufig Ausdruck einer Subarachnoidalblutung, die mit Computertomogramm und/oder Liquorpunktion objektiviert werden muss.

Differentialdiagnostisch sind der primäre Kopfschmerz bei körperlicher Betätigung *(exercise headache)* oder bei sexueller Aktivität *(Orgasmus-Kopfschmerz)* abzugrenzen. Eine Seltenheit stellt eine Variante der Migräne, die «Crush-Migräne», dar, bei der der Kopfschmerz vergleichbar einer Subarachnoidalblutung innerhalb nur weniger Sekunden das Schmerzmaximum erreicht.

**Seitenbetonte Kopfschmerzen** Auch andere Hirnblutungen, etwa auf der Hirnhaut *(epidurales Hämatom)* oder unter der Hirnhaut *(subdurales Hämatom)*, können aufgrund der Seitenbetonung an einen Migränekopfschmerz denken lassen. Eine ausführliche Anamneseerhebung erleichtert die Abgrenzung, da sich meist ein zugrundeliegendes Schädel-Hirn-Trauma erfragen lässt. Risikofaktoren für Hirnblutungen wie Gerinnungsstörung, medikamentöse Blutverflüssigung (orale Antikoagulation) z. B. bei Herzrhythmusstörungen, ein chronischer Alkoholmissbrauch oder ein höheres Lebensalter machen eine Hirnblutung als mögliche Ursache eines seitenbetonten Kopfschmerzes wahrscheinlich.

Eine Entzündung der Hirngefäße, insbesondere der Schläfengefäße *(Arteriitis temporalis)*, kann aufgrund des meist einseitigen Schmerzmaximums über der Schläfenregion einen Migränekopfschmerz «imitieren». Ein richtungsweisendes klinisches

Zeichen kann eine druckschmerzhafte, geschwollene, verdickte Arteria temporalis sein, die an der Schläfe gesehen und gefühlt werden kann. Der Schläfenkopfschmerz der Arteriitis temporalis tritt meist bei älteren Patienten auf, bei denen aufgrund des fortgeschrittenen Alters eine Migräne eher als unwahrscheinlich anzusehen ist.

Ein akut bis subakut auftretender heftiger, einseitiger Schmerz in und um das Auge mit Ausstrahlung in die Stirn-/Schläfenregion kann Ausdruck einer akuten Augeninnendruckerhöhung *(Glaukom)* sein, die meist zu einer auf Lichteinfall reaktionslosen Pupille und zu einer Minderung der Sehkraft auf dem betroffenen Auge führt – klinische Zeichen, die bei einer Migräne ohne Aura nicht auftreten.

Mitunter lässt eine *Stirnhöhlenentzündung* aufgrund des einseitigen Stirnschmerzes oder eine *Gesichtsneuralgie* des ersten Astes des Gesichtsnervs (Nervus trigeminus) oder aber eine venöse Abflussbehinderung der Augenvene und des hinter dem Augapfel liegenden venösen Sinus *(Sinus-cavernosus-Thrombose)* fälschlicherweise an einen Migränekopfschmerz denken.

Ein akut oder subakut einsetzender Kopfschmerz wechselnder Ausprägung mit einseitigem Schmerzmaximum um das Auge mit Einbeziehung der Schläfen-/Stirnregion kann Ausdruck eines Einrisses *(Dissekat)* der inneren Gefäßwand der gleichseitigen Halsschlagader sein, wenn die Schmerzen Halsbereich und Gesicht mit einbeziehen und eine gleichseitige Lidspalten- und/oder Pupillenverengung zu beobachten ist. Kernspintomographisch lässt sich Blut in der Gefäßwand der Halsschlagader nachweisen. Reißt die Gefäßinnenwand einer hinteren Halsschlagader ein, kann dies von einem heftigen, einseitigen oder seitenbetonten akuten Nacken- und Hinterkopfschmerz begleitet sein.

**«Vegetative» Kopfschmerzen** Vegetative Begleiterscheinungen, wie Übelkeit, Brechreiz, Schwindel, Benommenheit und Müdigkeit, sowie Licht- und Geräuschempfindlichkeit, wie sie bei einer Migräneattacke auftreten, können auch bei einem sekundären symptomatischen Kopfschmerz in Erscheinung treten und sind

**Tabelle 18:** Sekundäre Kopfschmerzen mit diagnostischen und therapeutischen Maßnahmen, modifiziert nach den Leitlinien der Deutschen Neurologischen Gesellschaft

| Verdachtsdiagnose | Anamnese | Symptome | Zusatzuntersuchungen | Therapie |
|---|---|---|---|---|
| Subarachnoidal-blutung | Auftreten bei Anstrengung, Pressen, Blutdruckspitze, traumatisch | Plötzlicher Vernichtungs-kopfschmerz, Meningismus, ggf. Bewusstseinseintrübung | CCT, LP, Angiographie | Clipping, Coiling, Ventrikeldrainage |
| Sinusvenen-thrombose | Orale Kontrazeption, junge (adipöse) Frauen, Schwangerschaft, Nikotin, Thrombophilie | Holozephaler therapiere-fraktärer Kopfschmerz, vege-tative Symptome (u. a. Übel-keit, Erbrechen, Schwindel), Fokalneurologie, epileptische Anfälle, Bewusstseinsstörung, fluktuierender Verlauf | CCT + KM, MRA mit venöser Phase, DSA | Heparin i. v. |
| Dissektion zervikaler Arterien | Einseitiger Hals-, Gesichts- und Kopfschmerz, spontan oder seitliches Halstrauma | Akuter, meist hemikranieller Beginn, Horner-Syndrom, druckschmerzhafte Hals-schlagader (Carotidynie) | Duplexsonographie, Kernspintomographie, DSA | Heparin i. v. |
| Arteriitis cranialis | Entwicklung von (schläfen-betontem) Kopfschmerz, u. U. Minderung der Seh-schärfe, Schmerz beim Kauen, Alter > 50 Jahre | Progredienter, einseitiger oder diffuser Kopfschmerz, Muskelschmerz, Schmerz der Kaumuskulatur | CRP, BSG, Biopsie, Tasten einer verdickten Schläfenarterie | Prednison |
| Subdurales Hämatom (SDH) | Bagatelltrauma, Schädel-Hirn-Trauma, Gerinnungs-störung, «Marcumar-Pati-enten», Alkoholabhängigkeit | Subakuter Beginn, undulie-render Dauerkopfschmerz, Fokalneurologie, zuneh-mende Bewusstseinsstörung | CCT mit KM | Operation oder grö-ßenabhängig konser-vativ |

| | | | | |
|---|---|---|---|---|
| Epidurales Hämatom | Wie subdurales Hämatom | Perakuter Beginn, seitenbetonter Kopfschmerz, Bewusstseinsstörung, Fokalneurologie | CCT (+ KM) | Operative Entlastung |
| Bakterielle Meningitis | Kopf- und Nackenschmerz, Nackensteife, zunehmende Beeinträchtigung der Bewusstseinslage, Erbrechen | Foudroyante holozephale Kopfschmerzen, Fieber, Meningismus, Bewusstseinsstörung, Übelkeit, Erbrechen | CCT, MRT, LP | Erregerspezifische Antibiotika-Therapie, Dexamethason |
| Virale Meningoenzephalitis | Wie bakterielle Meningitis | Kopfschmerzen, Fieber, Meningismus, Fokalneurologie, epileptische Anfälle | MRT, LP | Aciclovir bei Verdacht auf Herpesviren |
| Glaukomanfall | Akute Sehminderung, Rötung der Bindehaut, Zunahme der Pupillenweite, Alter > 50 Jahre | heftigster, orbital lokalisierter, einseitiger Schmerz, harter Augapfel | Augenärztliche Untersuchung | Senkung des Augeninnendrucks |
| Sinusitis frontalis | Fieber, Grippe | (Seitenbetonter) Stirnkopfschmerz, Klopfschmerz der Stirn, Schmerzzunahme bei Kopfbeugung nach vorne, Druckschmerz am Nervenaustrittspunkt | HNO-ärztliche Untersuchung, Ultraschall der Nasennebenhöhlen, CCT | Antibiotika, Inhalation |

BSG: Blutkörperchensenkungsgeschwindigkeit
CCT: craniale Computertomographie
CRP: C-reaktives Protein
DSA: digitale Subtraktionsangiographie

i.v.: intravenös
KM: Kontrastmittel
LP: Lumbalpunktion
MRA: Magnetresonanzangiographie

MRT: Magnetresonanztomographie

in diesen Fällen als Warnzeichen für eine weitere Diagnostik aufzufassen.

Diese vegetativen Begleitbeschwerden in Verbindung mit Fieber und Nackensteife stehen im Vordergrund bei einem meist nackenbetonten Ganzkopfschmerz im Rahmen einer Hirnhautentzündung oder Hirngrippe (*Meningitis* oder *Meningoenzephalitis*).

Vegetative Beschwerden mit Ganzkopfschmerz treten bevorzugt auch bei Veränderungen des Nervenwasserdrucks auf: zum einen bei Nervenwasserunterdruck, z. B. nach Nervenwasserentnahme, mit Besserung im Liegen, zum anderen bei Nervenwasserüberdruck im Rahmen eines *Pseudotumor cerebri* mit Besserung im Stehen oder aber im Rahmen einer akuten Erweiterung der inneren Hohlräume (akuter *Hydrocephalus*), bedingt durch eine Nervenwasserabflussstörung, etwa als Folge eines Hirntumors oder einer Hirnentzündung. Auch eine Abflussbehinderung der Hirnvenen im Rahmen einer *Sinusvenenthrombose* kann mit Kopfschmerzen wechselnder Ausprägung einhergehen, die in Einzelfällen durchaus dem Bild einer Migräne mit vegetativen Begleiterscheinungen ähneln.

Begleitbeschwerden, die bei einer Migräne fehlen und aufgrund derer ein sekundärer Kopfschmerz angenommen werden sollte, sind häufig epileptische Anfälle, neurologische Herdsymptome oder verlaufsabhängig auch eine zunehmende Störung des Bewusstseins.

Wichtige sekundäre Kopfschmerzen, die diagnostische und therapeutische Maßnahmen nach sich ziehen, sind als Auswahl in Tabelle 18 zusammengestellt.

**Neurologische Erbkrankheiten**   Sehr selten sind Migräneattacken Erst- oder Begleitsymptome einer neurologischen Erbkrankheit, die als CADASIL *(Cerebral Autosomal Dominant Arteriopathy with Stroke like Insults and Leukoencephalopathy)* bezeichnet wird. Bei dieser Erkrankung treten wiederholt Schlaganfälle auf, und im Verlauf entwickeln sich zunehmende Lähmungen und Sprechstörungen sowie eine zunehmende Hirnleistungsminderung. Diagnostische Hinweise ergeben die spezielle

Vorgeschichte und eine positive Familienanamnese mit einer außergewöhnlichen Häufung von Schlaganfällen. Bildgebend zeigen sich vorwiegend Veränderungen der weißen Hirnsubstanz. Eine Genanalyse und eine elektronenmikroskopische Hautbiopsie-Untersuchung lassen die Diagnose sichern. Zur Migränebehandlung dürfen wegen der gefäßverengenden Nebenwirkung keine Triptane, Ergotamine oder Ergotaminderivate eingesetzt werden.

Bei den sehr seltenen mitochondrialen Erkrankungen als einer weiteren Gruppe neurologischer Erbkrankheiten wird durch einen Gendefekt eine Störung der Atmungskette und damit des Energiehaushaltes der Nerven- und/oder Muskelzellen hervorgerufen. Sowohl bei dem zu den mitochondrialen Erkrankungen gehörenden MERRF-Syndrom *(Myoclonic Epilepsy with Ragged Red Fibers)* als auch bei dem MELAS-Syndrom *(Mitochondrial Encephalomyopathy with Lactic Acidosis and Stroke)* können migräneartige Kopfschmerzattacken auftreten. Klinisch zeigen sich neben den Kopfschmerzattacken bei dem MERRF-Syndrom meist eine Muskelkrankheit, Muskelzuckungen und epileptische Anfälle; bei dem MELAS-Syndrom können noch Schlaganfälle hinzukommen. Die typische Beschwerdekonstellation und Zusatzuntersuchungen wie Genanalyse, Laboruntersuchungen, bildgebende Diagnostik (MRT), elektrophysiologische Untersuchungen und ggf. eine Muskelbiopsie erhärten die diagnostische Zuordnung. Die Therapie der Migräneattacken erfolgt symptomatisch mit Analgetika.

## 10. Komorbidität

Aufgrund von kontrollierten Fallstudien und insbesondere größeren Bevölkerungsstudien hat sich gezeigt, dass das Migräneleiden überzufällig häufig mit anderen Erkrankungen gemeinsam auftritt. Eine solche Komorbidität zwischen Migräne und Erkrankungen u. a. des neurologischen, psychiatrischen und internistischen Fachgebiets ist beschrieben worden.

Bedeutsame Komorbiditäten liegen auf neurologischem Gebiet für den Schlaganfall und die Epilepsie vor, auf psychiatrischem Gebiet für die Depression und Angsterkrankungen sowie auf internistischem Gebiet für Erkrankungen des Herz-Kreislauf-Systems, des Magen-Darm-Traktes und für immunologisch-allergische Erkrankungen.

### a) Neurologische Begleiterkrankungen

*Schlaganfall* Junge Frauen (Alter bis ca. 40 Jahre), die unter einer Migräne leiden, haben ein etwa zwei- bis dreifach erhöhtes Risiko für einen Schlaganfall. In der Berechnung des Risikos blieben mögliche migränöse Infarkte unberücksichtigt. Das Schlaganfallrisiko erhöht sich bei Vorliegen bedeutsamer zusätzlicher Risikofaktoren wie Nikotingenuss, Einnahme oraler Kontrazeptiva mit hohem Östrogengehalt oder Vorliegen einer arteriellen Hypertonie oder Übergewichtigkeit. Die Ursachen für das erhöhte Schlaganfallrisiko bei jungen Migränepatientinnen sind letztendlich ungeklärt. Ein erhöhtes Risiko für Hirnblutungen besteht nicht. Die Patientinnen sollten auf das erhöhte Schlaganfallrisiko hingewiesen werden, um zusätzliche vaskuläre Risikofaktoren zu kontrollieren oder zu vermeiden, z. B. durch Verzicht auf Nikotingenuss, hormonelle Kontrazeption oder Vermeidung von Übergewicht.

Bei Patienten mit Migräne lassen sich in kernspintomographischen Untersuchungen des Gehirns kleine punktförmige Veränderungen im Marklager nachweisen, die etwa viermal häufiger als bei Untersuchungen von Vergleichspersonen ohne Migräne auftreten. Das Risiko für diese Marklagerveränderungen ist bei Patienten mit einer Migräne mit Aura besonders hoch. Die punktförmigen Marklagerveränderungen sind unspezifisch, ohne klinisches Korrelat und haben keine krankhafte Bedeutung.

Untersuchungen haben gezeigt, dass bei etwa der Hälfte der Migränepatienten ein persistierendes unverschlossenes Foramen ovale (PFO), d. h. ein Loch in der Scheidewand, die den rechten Vorhof von dem linken Vorhof trennt, nachweisbar ist. Damit liegt ein PFO bei Migränepatienten doppelt so häufig wie bei Personen ohne Migräne vor. Ob ein PFO Ursache der erwähnten unspezifischen Marklagerveränderungen ist oder ein erhöhtes Risiko für Schlaganfälle darstellt, ist ungeklärt. Bislang konnte nicht gezeigt werden, dass der Verschluss eines PFO bzw. die Gabe gerinnungshemmender Medikamente (z. B. Marcumar) zu einer Verbesserung der Migräne geführt hat. Ein operativer Verschluss des PFO und eine Gerinnungshemmung (Antikoagulation) zur Behandlung der Migräne wird deshalb von der Deutschen Migräne- und Kopfschmerzgesellschaft nicht empfohlen.

**Epilepsie** Zwischen Migräne, insbesondere Migräne mit Aura, und Epilepsie bestehen phänomenologisch Überschneidungen. So kann klinisch mitunter eine visuelle Migräneaura von einem fokalen epileptischen Anfall der Sehrinde nicht eindeutig unterschieden werden. Durch eine Migräneattacke oder Migräneaura ausgelöste epileptische Anfälle sind beschrieben worden, ebenso migräneartige Kopfschmerzen nach einem epileptischen Anfall. Patienten mit einer Komorbidität von (anfallsunabhängiger) Migräne und Epilepsie leiden häufiger an einer Migräne mit Aura als Patienten, die an einer Migräne ohne zusätzliches Vorliegen einer Epilepsie leiden.

### b) Psychiatrische Begleiterkrankungen

**Depression**   Es besteht eine Komorbidität bei Migränepatienten mit Depressionen. Nach Studienlage ist das Risiko für einen Migränepatienten, an einer Depression zu erkranken, ca. sechsfach erhöht. Depressive Patienten haben dagegen lediglich ein etwa dreifach erhöhtes Risiko, an einer Migräne zu erkranken. Besonders häufig leiden Patienten mit einer chronischen Migräne (80%) unter einer gleichzeitig vorliegenden Depression.

Bei gleichzeitigem Vorliegen einer Depression und einer Migräne empfiehlt sich die Wahl eines Antidepressivums als medikamentöse Migräneprophylaxe, sollte diese erforderlich sein. Präferiert werden sollte aufgrund der Studienlage die Wahl eines trizyklischen Antidepressivums (z. B. Amitriptylin); in zweiter Linie die Wahl eines Noradrenalin- oder Serotonin-Wiederaufnahme-Hemmers.

**Angsterkrankung**   Auch Angsterkrankungen (insbesondere Panikstörungen) kommen bei Migränepatienten gehäuft vor. Das Risiko für die Entwicklung einer Angsterkrankung ist etwa dreifach erhöht.

Bei gleichzeitigem Vorliegen einer Angsterkrankung kann die Wahl eines Beta-Blockers als Migräneprophylaktikum auch die Angststörung, insbesondere die vegetative Begleitsymptomatik bei Panikattacken, günstig beeinflussen.

### c) Internistische Begleiterkrankungen

**Kardiovaskuläre Erkrankungen**   Ein gehäuftes gemeinsames Auftreten von Migräne und einem Mitralklappenprolaps wird beschrieben. Ein Zusammenhang des Mitralklappenprolapses mit einem erhöhten Schlaganfallrisiko besteht nicht. Er wird deshalb als klinisch nicht relevant angesehen. Ein erhöhtes Risiko für Migränepatienten, an einer arteriellen Hypertonie zu leiden, sowie ein Zusammenhang zwischen Migräne und einem Raynaud-Syndrom ist aufgezeigt worden. Es besteht keine Komorbidität der Migräne mit einer koronaren Herzerkrankung.

**Immunologische Erkrankungen** Insbesondere bei Kindern ist ein Zusammenhang zwischen Migräne und allergischen Erkrankungen belegt. Auch bei Erwachsenen ist das Risiko für das Auftreten von allergischen Erkrankungen bei Migränepatienten um den Faktor 1,6 bis 2,4 erhöht. Dies gilt auch für die Entwicklung eines Asthma bronchiale. Mit einer medikamentösen Behandlung der allergischen Erkrankungen lässt sich keine migräneprophylaktische Wirkung erzielen.

**Gastrointestinale Erkrankungen** Patienten mit einer Migräne haben ein etwa dreifach erhöhtes Risiko für ein Reizdarm-Syndrom *(Colon irritabile)*, wobei auch die Patienten mit einem Colon irritabile ein erhöhtes Risiko für das zusätzliche Auftreten einer Migräne haben.

Darüber hinaus liegen bei Patienten mit Migräne gehäuft Magen-/Darmgeschwüre vor, möglicherweise aufgrund der Einnahme nichtsteroidaler Antirheumatika oder Acetylsalicylsäure im Rahmen der Akutbehandlung zur jeweiligen Attackenkupierung.

## II. Akuttherapie

Ziele der akuten Behandlung einer Migräneattacke sind die Behebung des Kopfschmerzes und eine Verringerung bzw. Beseitigung von Begleitbeschwerden wie etwa Übelkeit und Erbrechen. Neben speziellen Verhaltensmaßregeln, die es zu beachten gilt, ist die Einnahme von Medikamenten erforderlich. Die derzeit verfügbaren Medikamente lindern den Migränekopfschmerz, können jedoch eine vorhergehende Aura mit Reiz- und Ausfallserscheinungen seitens des Nervensystems therapeutisch nicht beeinflussen.

### a) Allgemeinmaßnahmen

Aufgrund der Überempfindlichkeit sämtlicher Sinneswahrnehmungen wie etwa Licht-, Geräusch-, Geruchs-, Berührungs- oder Temperaturüberempfindlichkeit ist es empfehlenswert, sich zur Reizabschirmung in eine ruhige bzw. geräuscharme und abgedunkelte Umgebung zurückzuziehen. Radio oder andere Musikquellen sollten abgeschaltet werden. Vorhänge können vorgezogen werden.

Da körperliche Aktivität zu einer Verstärkung des Migränekopfschmerzes führt und bei möglichen vegetativen Begleitbeschwerden mit Erbrechen nicht möglich ist, muss die Tagesaktivität unterbrochen werden und körperliche Ruhe durch Hinlegen oder durch das Einlegen einer Ruhephase gesucht werden. Im Liegen sollten erlernte und eingeübte Entspannungsverfahren wie etwa die muskelzentrierte Entspannungstechnik nach Jacobson angewandt werden, um auf diesem Wege eine Attackenkupierung durch psychische Ruhe in Ergänzung zur körperlichen Ruhe zu erreichen. Mit Hilfe der Entspannungsverfahren soll der «Teufelskreis» aus Schmerz und Anspannung durchbrochen werden.

Auch mit physikalischen Maßnahmen wie Anwendung von Kälte («cold pack», Eisbeutel, Eisspray) oder – häufig weniger wirksam – von Wärme (warmes Tuch, Wärmflasche, Heizkissen) im Nacken-, Stirn- und Schläfenbereich beidseits kann versucht werden, eine Linderung der Beschwerden zu erreichen. Eine Kühlung von Stirn-, Schläfen- und Nackenregion ist auch mit einem Auftragen ätherischer Öle wie Pfefferminz- oder Eukalyptusöl möglich; ein Kontakt der Öle mit den Augen ist hierbei zu vermeiden. Auch eine selbstständig durchgeführte Akupressur an ausgewählten Nacken- und Kopfpunkten kann sich in der Attackenbehandlung als hilfreich erweisen.

Die beschriebenen Allgemeinmaßnahmen zur Migräneattackenkupierung sind in Tabelle 19 zusammengefasst.

Nur bei Migräneattacken geringer Ausprägung gelingt eine Attackenkupierung lediglich mit den aufgezeigten nichtmedikamentösen Maßnahmen. In der Regel wird eine zusätzliche medikamentöse Behandlung erforderlich.

**Tabelle 19:** Verhaltensmaßnahmen und allgemeine, nichtmedikamentöse Maßnahmen zur Behandlung einer akuten Migräneattacke

| | |
|---|---|
| Reizabschirmung | Rückzug in licht- und geräuscharme bzw. -freie Umgebung (Radio aus, Vorhang zu) |
| Entspannung | Körperliche Ruhe, Schlaf, Psychische Ruhe, Entspannungstechniken (z. B. progressive Muskelrelaxation nach Jacobson), Akupressur |
| Physikalische Maßnahmen | Lokale Kälte (Stirn, Schläfe, Nacken): Eisbeutel, Eisspray, Pfefferminz-/Eukalyptusöl Lokale Wärme: warmes Tuch auf Stirn/Schläfe, Heizkissen/Wärmflasche in den Nacken |

## b) Medikamentöse Akuttherapie

Jede medikamentöse Behandlung muss individuell auf den Einzelfall entsprechend der vielfältigen Erscheinungsformen der Migräne, der unterschiedlichen Migräneverläufe und insbesondere der unterschiedlichen Schwere der einzelnen Migräneattacken abgestimmt sein. In die Behandlungsentscheidung fließt neben der Schwere und Dauer des Migränekopfschmerzes das Ausmaß der Beeinträchtigung der Tagesaktivität, des seelischen Befindens und allgemein der Lebensqualität ein. Der Behandlungserfolg wird gemessen an einem möglichst schnellen Wirkungseintritt, einer möglichst vollständigen Wirkung und einer möglichst langen Wirkungsdauer ohne Gefahr des Wiederauftretens eines erneuten Kopfschmerzes während einer Migräneattacke bei möglichst hoher Verträglichkeit mit geringstmöglicher Nebenwirkungsrate.

*Triptane*  Die wirksamsten Substanzen in der Akutbehandlung der Migräne sind so genannte selektive Serotonin-Rezeptor-Agonisten (5-HT-1B/1D-Rezeptoragonisten), die als Triptane bezeichnet werden. Zur Zeit sind sieben Triptane in unterschiedlichen Darreichungsformen und mit unterschiedlicher Wirkstärke, Wirkgeschwindigkeit, Wirkdauer und Verträglichkeit verfügbar. Diese sind in Tabelle 20 in alphabetischer Reihenfolge mit den empfohlenen Dosierungsangaben aufgelistet. Die Triptane sind rezeptpflichtig. Lediglich Naratriptan ist als Substanz zur Selbstmedikation ohne Rezept in der Apotheke erhältlich. Die in der Tabelle ebenfalls aufgeführten Darreichungsformen mit den niedrigeren Dosierungen sind tendenziell schwächer wirksam als die höheren Dosierungen, haben aber weniger Nebenwirkungen. Die genannten Triptane zeigen ein ausgeglichenes Wirkprofil, das unter den einzelnen Triptanen bezüglich Wirkeintritt, -stärke und -dauer vergleichbar ist.

Triptane dürfen nicht eingenommen werden, wenn *Gegenanzeigen* vorliegen. Die Gegenanzeigen beruhen vorwiegend auf der gefäßverengenden Nebenwirkung der Triptane, auf Erkrankungen, die den Stoffwechsel und die Ausscheidung der Triptane

**Tabelle 20:** Zur Behebung einer Migräneattacke wirksame Triptane
in alphabetischer Reihung

| Triptane |
| --- |
| Almotriptan (12,5 mg Tabl.)<br>Eletriptan (20 und 40 mg Tabl.)<br>Frovatriptan (2,5 mg Tabl.)<br>Naratriptan (2,5 mg Tabl.)<br>Rizatriptan (5 und 10 mg Tabl., 5 und 10 mg Schmelztablette)<br>Sumatriptan (50 und 100 mg Tabl., 10 und 20 mg nasal, 25 mg rektal,<br>6 mg subcutan)<br>Zolmitriptan (2,5 und 5 mg Tabl., 2,5 mg und 5 mg Schmelztablette,<br>5 mg nasal) |

beeinflussen, und auf der Wechselwirkung mit anderen Medikamenten, die der serotonergen Effekt der Triptane verstärken.

Absolute Gegenanzeigen sind symptomatische Herzrhythmusstörungen sowie insbesondere Durchblutungsstörungen des
Herzens (Angina pectoris, Herzinfarkt), des Gehirns (Schlaganfall, transitorisch ischämische Attacke als flüchtige cerebrale
Durchblutungsstörung) und des peripheren Gefäßsystems (periphere arterielle Verschlusskrankheit, Morbus Raynaud), darüber
hinaus ein nicht kontrollierter oder schwerer Bluthochdruck, das
Vorliegen einer schweren Leber- und/oder Nierenfunktions-
störung sowie die Triptaneinnahme in Kombination mit Ergota-
minen, Ergotamin-Derivaten (vgl. Kapitel 5) und MAO-A-In-
hibitoren. Während einer Migräneaura darf kein Triptan eingenommen werden. Die Triptane sind für die Verschreibung bei
Kindern (unter 12 Jahren) nicht zugelassen.

Relative Kontraindikationen sind das Vorliegen von Gefäß-
risikofaktoren (Bluthochdruck, Erhöhung von Blutzucker und
Blutfetten, Übergewicht, Nikotinmissbrauch), Schwangerschaft
und Stillzeit, ein höheres Alter (> 65 Jahre) und die gleichzeitige
Einnahme antidepressiv wirkender Medikamente vom Typ der
Serotonin-Wiederaufnahme-Hemmer.

Vor Beginn einer Behandlung mit Triptanen sollten deshalb
gefäßbedingte Vorerkrankungen und Gefäßrisikofaktoren ausgeschlossen sein. Zu achten ist hierbei auf ein möglicherweise

erhöhtes Schlaganfallrisiko bei (übergewichtigen) Frauen mit Migräne mit Aura in Kombination mit der Einnahme oraler Kontrazeptiva und Nikotinmissbrauch. Bei leichter Einschränkung der Leber- und/oder Nierenfunktion kann eine Erniedrigung der Triptandosis erforderlich werden. Bei Vorliegen eines leichten Bluthochdrucks sollten bei Triptaneinnahme anfänglich engmaschige Blutdruckkontrollen erfolgen. Zumindest die Erstanwendung eines Triptans als Injektion unter die Haut sollte unter ärztlicher Aufsicht erfolgen. Der Betroffene sollte über die möglichen Wechselwirkungen anderer Medikamente mit den Triptanen, über das Risiko eines triptaninduzierten Dauerkopfschmerzes bei Triptanübergebrauch und über die Triptannebenwirkungen aufgeklärt sein.

Die häufigsten *Nebenwirkungen* der Triptane sind ein Gefühl des Unwohlseins ggf. mit Übelkeit und Erbrechen, Abgeschlagenheit mit Schwindelgefühl und Benommenheit oder vermehrte Müdigkeit bzw. Schläfrigkeit mit einem allgemeinen Schwächegefühl. Da die gleichen Beschwerden auch Ausdruck der Migräneattacke sein können, ist die Zuordnung als Medikamentennebenwirkung nicht immer schlüssig. Auch ein Kribbelgefühl auf der Haut, eine Gesichtsrötung (Flush), ein Wärme- oder Hitzegefühl, ein Kältegefühl mit Frösteln oder ein Engegefühl der Brust können als Nebenwirkungen auftreten. Gelegentlich zeigen sich Veränderungen von Blutdruck und/oder Puls, Geschmacksstörungen, Sehstörungen, Mundtrockenheit, Durstgefühl oder Durchfall.

Zeigt sich während einer Migräneattacke ein häufig auftretender Wiederkehrkopfschmerz, kann Frovatriptan oder Naratriptan bevorzugt eingesetzt werden, da beide Triptane bei langsamerem Wirkeintritt eine länger anhaltende Behandlungseffektivität aufweisen. In beruflicher oder privater «Notfallsituation» kann mit einer Sumatriptanspritze unter die Haut eine sehr schnelle und ausgeprägte Kopfschmerzlinderung erreicht werden, die aber von kürzerer Dauer ist und mit einem höheren Nebenwirkungspotential behaftet sein kann.

Die Wirksamkeit eines Triptans kann bei Ersteinsatz erst anhand der Wirksamkeitsaufzeichnungen in einem Kopfschmerz-

Tagebuch nach der Behandlung von mehreren Attacken eingeschätzt werden, da sich aus Gruppenuntersuchungen ableiten lässt, dass die Triptane nicht bei jeder Attacke gleich wirksam sind, sondern im Mittel nur bei zwei von drei Attacken wirken. Bei der Behandlung mit einem Triptan geben nach zwei Stunden etwa 60% der Patienten eine Schmerzabnahme und etwa 30% eine Schmerzfreiheit an, die bei etwa 20% der Patienten über 24 Stunden anhält. Der Behandlungserfolg mit einem Triptan ist umso ausgeprägter, je früher das Medikament in der Migräneattacke eingenommen wird. Sollte vor der Kopfschmerzphase eine *Aura* auftreten, darf das Medikament erst nach Abklingen der Aura zu Beginn der Kopfschmerzphase eingenommen werden. Dies gilt insbesondere auch für Auren mit neurologischen Ausfällen wie Lähmungen, Gefühlsstörungen, Sprachstörung oder mit einer halbseitigen Lähmung im Sinne einer so genannten hemiplegischen Migräne. Zwischen zwei Triptaneinnahmen sollte ein Mindestabstand von 12 Stunden liegen, d. h., innerhalb von 24 Stunden sollte nicht häufiger als zweimal ein Triptan eingenommen werden. Pro Attacke sollten nicht mehr als drei Triptaneinnahmen erfolgen.

Tritt nach anfänglicher Schmerzfreiheit innerhalb von 12 Stunden ein erneuter Migränekopfschmerz als *Wiederkehrkopfschmerz* auf, kann zur Überbrückung eine Behandlung desselben mit Schmerzmitteln erfolgen. Bei Wiederkehrkopfschmerzen empfiehlt es sich, ein später einsetzendes, aber dafür umso länger wirksames Triptan (z. B. Naratriptan oder Frovatriptan) zu erproben. Bewährt hat sich in diesen Fällen auch eine Kombination eines lange wirksamen Triptans mit einem Schmerzmittel (z. B. Naproxen) oder aber die Einnahme eines Ergotaminpräparats unter ärztlicher Kontrolle als letzte Ausweichmöglichkeit.

Die kombinierte Einnahme eines Triptans mit einem Medikament gegen Brechreiz (Antiemetikum) soll die Wirksamkeit erhöhen, da durch die Erhöhung der unwillkürlichen Transportbewegungen des Magens eine Aufnahme des Medikaments über den Dünndarm in das Blut gefördert wird.

Ist die Ersteinnahme eines Triptans bei einer Migräneattacke nicht wirksam, so gilt dies in der Regel auch für eine Wiederholung der Einnahme bei der gleichen Attacke. Eine Wirksamkeit kann auch ausbleiben, wenn die gewählte Triptandosis zu niedrig ist. In diesem Falle muss bei nachfolgenden Attackenbehandlungen die Höchstdosis der Einmalgabe gewählt werden. Wird die Behandlung der Migräneattacke mit einer niedrigen Dosis begonnen, so kann durch eine zweite Einnahme gleicher Dosis nach ca. zwei Stunden eine noch ausreichende Wirkung erzielt werden. Tritt bei einer Behandlung von zumindest drei Attacken mit Höchstdosis eines Triptans kein Behandlungserfolg ein, so kann von einem Nicht-Ansprechen auf dieses spezielle Triptan ausgegangen werden. Es gilt dann, zu wechseln und ein alternatives Triptan zu erproben. Ob der Kopfschmerz auf ein Triptan anspricht, kann mit einer «*Testbehandlung*» mit unter die Haut gespritztem Sumatriptan abgeklärt werden. Zeigt sich auch hier keine Kopfschmerzreduktion, so sollte die Diagnose einer Migräne überprüft werden.

Zur Vermeidung einer *Chronifizierung* der Migräne und eines medikamentenbedingten Dauerkopfschmerzes, sollte ein Triptan nicht häufiger als zehnmal pro Monat eingenommen werden. Bei häufigen Migräneattacken sollte deshalb bei einzelnen Attacken auch auf eine Behandlung mit peripher wirksamen Schmerzmitteln (nichtsteroidalen Antiphlogistika) ausgewichen werden, oder es sollte versucht werden, eine Migräneattacke lediglich mit Allgemeinmaßnahmen ohne begleitende Medikamenteneinnahme zu beheben.

**Notfallbehandlung**  Lässt sich eine Migräneattacke mit den aufgeführten Maßnahmen in der Akutsituation nicht beheben oder hält diese im Sinne eines Migränestatus länger als drei Tage an, wird in der Regel ärztliche Hilfe erforderlich, da die Medikamente (z. B. Schmerzmittel, Medikament gegen Erbrechen oder Cortison) als Infusion direkt in die Vene verabreicht werden müssen.

**Selbstmedikation**  Nicht mehr verschreibungspflichtig und somit ohne Rezept in der Apotheke erhältlich ist seit April 2006 Naratriptan. In England ist seit 2006 auch Sumatriptan (als

**Tabelle 21:** Behandlungsschema einer Migräneattacke,
die durch den Arzt notfallmäßig mit Infusionen behandelt werden muss

---

Notfallbehandlung der Migräneattacke

---

*Kombination aus Antiemetikum*
*I. Wahl*
Metoclopramid (10 mg i. v.)
*II. Wahl*
Dimenhydrinat (10 ml/62 mg i. v.)

*Plus Analgetikum*
*I. Wahl*
Acetylsalicylsäure (2 x 500 mg i. v.)
*II. Wahl*
Metamizol (1000 mg i. v.)

*Im Status migraenosus: Kortikosteroid und ggf. Sedierung*
Prednisolon (100–250 mg i. v.)
Eventuell Diazepam (5–10 mg oral oder 5 mg i. v.)

---

Tablette zu 50 mg) frei verkäuflich und in der Apotheke zur
Selbstmedikation erhältlich. Vor der Selbstmedikation mit einem
Triptan muss allerdings ein Arztbesuch erfolgen. Die Migränediagnose muss ärztlicherseits gestellt worden sein, und es
muss eine ärztliche Verlaufs- und Erfolgskontrolle der Betroffenen, die sich mit einem Triptan selbst behandeln, erfolgen.
Ärztlicherseits sollte über Wirkung und Nebenwirkungen des
eingenommenen Triptans aufgeklärt worden sein. Im Rahmen
der Selbstmedikation ist unbedingt darauf zu achten, dass nicht
öfter als zehnmal pro Monat ein Triptan eingenommen wird,
da andernfalls die Entstehung eines medikamentenbedingten
Dauerkopfschmerzes im Sinne einer chronischen Migräne gefördert wird.

**Analgetika** Schmerzmittel sind zur Behandlung des Migränekopfschmerzes wirksam. Den meisten Lesern dürfte Acetylsalicylsäure als ein Vertreter der klassischen Schmerzmittel bekannt
sein. Neben den klassischen Schmerzmitteln sind Medikamente,
die auch gegen Rheuma eingenommen werden (nichtsteroidale
Antirheumatika, NSAR), hilfreich. Zahlreiche Substanzen wie

etwa Ibuprofen, Diclofenac, Paracetamol oder Naproxen stehen zur Verfügung.

Zur Beschleunigung des Wirkeintritts sollten die Medikamente möglichst in gelöster Form (Brauselösung) mit ausreichender Dosis möglichst frühzeitig zu Beginn einer Migräneattacke in Kombination mit einem Medikament (Antiemetikum) eingenommen werden, das die unwillkürlichen Bewegungen der Magenwandmuskulatur zum Weitertransport der Nahrung (bzw. Medikamente) fördert und Übelkeit und Brechreiz lindert. Vorsicht ist geboten bei zu häufiger und regelmäßiger Einnahme der Schmerzmittel, da sich ein schmerzmittelbedingter Kopfschmerz entwickeln kann. Bei heftigem Erbrechen während der Migräneattacke können die Schmerzmittel nicht geschluckt werden und sollten stattdessen als Zäpfchen verabreicht werden. Schmerzmedikamente können anders als Triptane auch während der Aura eingenommen werden. Auch Betroffene mit Erkrankungen des Gefäßsystems oder anderen Gegenanzeigen für eine Triptaneinnahme können alternativ Schmerzmedikamente einsetzen.

**Tabelle 22:** Auswahl von Schmerzmedikamenten, die zur Behebung einer Migräneattacke eingesetzt werden können

| Migränebehandlung mit Analgetika (Auswahl) |
| --- |
| Acetylsalicylsäure (1000 mg oral, 2 x 500 mg i. v.) |
| Paracetamol (1000 mg oral, 1000 mg rektal) |
| Acetylsalicylsäure + Paracetamol + Koffein (250 mg + 200 mg + 50 mg oral) |
| Ibuprofen (400–800 mg oral, 400–600 mg rektal) |
| Naproxen (500–1000 mg oral, 500 mg rektal) |
| Diclofenac (50–100 mg oral) |
| Phenazon (1000 mg oral, 500–1000 mg rektal) |
| Metamizol (1000 mg oral, 1000 mg i. v.) |

Die Effektivität von Analgetika kann durch Beachten folgender Regeln optimiert werden:
– Einnahme einer ausreichenden Startdosis
– Einnahme möglichst früh in einer Migräneattacke
– Einnahme wenn möglich in resorptionsbeschleunigender Brauselösung, bei Erbrechen als Suppositorium
– Möglichst Kombination mit einem Antiemetikum

**Antiemetika** Die Einnahme eines Medikaments gegen Übelkeit und Erbrechen (Antiemetikum) ist bei der Behandlung der Migräneattacke zu empfehlen, da einerseits die den Kopfschmerz begleitende Übelkeit und das Erbrechen häufig gelindert werden können, andererseits aber durch Normalisierung der Magen-/ Darmaktivität eine raschere Aufnahme des Medikaments in das Blut und damit ein rascherer Wirkeintritt erfolgen kann. Das Schmerzmittel kann erst nach Wirkeintritt des Antiemetikums nach ca. 10–20 Minuten oder auch gleichzeitig eingenommen werden.

**Tabelle 23:** Behandlung der vegetativen Begleitbeschwerden einer Migräneattacke mit Medikamenten gegen Übelkeit und Erbrechen (Antiemetika)

| Begleitende Behandlung mit Antiemetika (Auswahl) |
| --- |
| Metoclopramid (10 mg oral/i. v./rektal) |
| Domperidon (10–30 mg oral) |
| Dimenhydrinat (50 mg oral, 150 mg rektal, 10 mg/62 mg i. v.) |
| Diphenhydramin (50 mg oral, 50 mg rektal) |

Neben der antiemetischen Wirkung gegen Brechreiz und Übelkeit besitzt Metoclopramid (MCP) auch eine schmerzlindernde Eigenschaft. Neuere Untersuchungen haben gezeigt, dass die intravenöse Gabe von MCP während einer Migräneattacke zu einer geringeren Einnahme von Analgetika zur Kopfschmerzbehandlung führte. Die hochdosierte intravenöse MCP-Therapie war in der analgetischen Wirksamkeit dem subcutan verabreichten Sumatriptan vergleichbar.

**Ergotamine** Früher gebräuchliche Ergotaminpräparate zur Behandlung der Migräneattacke sind zwischenzeitlich weitgehend vom Markt genommen worden, da sich die modernen spezifischen Migränemittel als effektiv erwiesen haben. Ergotalkaloide, insbesondere das häufig eingesetzte Dihydroergotamin, haben häufig die bei der Migräneattacke ohnehin vorhandene Übelkeit und den Brechreiz verstärkt. Bei wiederholter

Einnahme haben die Ergotalkaloide nicht selten zu einem ergotamininduzierten Dauerkopfschmerz oder zu einem Ergotismus mit Störungen der Funktion des Magen-Darm-Trakts geführt. Lediglich aufgrund der langen Wirkdauer der Ergotamine können diese als «Nischenpräparate» in speziellen Einzelfällen bei ansonsten nicht beeinflussbaren Wiederkehrkopfschmerzen angewandt werden.

**Entwicklungen** Neue Entwicklungen der medikamentösen Akuttherapie der Migräne haben zum Ziel, eine Kopfschmerzlinderung auch ohne Verengung der Hirn- und Hirnhautgefäße, die sich bei der Gabe von Triptanen über eine Wirkung am 5-HT1B-Rezeptor einstellt, zu ermöglichen. Unter diesem Aspekt werden derzeit in präklinischen und klinischen Studien zahlreiche Substanzen untersucht, die die neurogene Hirngefäßentzündung als eine Entstehungsbedingung des Migränekopfschmerzes (vgl. Kapitel 7) zwar hemmen, aber keine gefäßverengenden Begleiteffekte aufzeigen. Erste Untersuchungsergebnisse weisen darauf hin, dass eine nicht gefäßverengende Migränebehandlung möglich werden könnte. Dies ist von besonderer Bedeutung für Betroffene mit Herz-Kreislauf-Erkrankungen oder Gefäßrisikofaktoren und für ältere Patienten, bei denen Triptane oder Ergotamine nur mit Zurückhaltung oder nicht eingesetzt werden können.

In neueren Studien wurde die intravenöse Gabe von Valproat, das ansonsten oral zur Migränevorbeugung angewandt wird, hinsichtlich der analgetischen Effektivität in der Akutbehandlung einer Migräneattacke untersucht. Es konnte gezeigt werden, dass intravenös verabreichtes Valproat in der Attackenkupierung wirksam ist. Valproat ist für diese Anwendung jedoch nicht zugelassen.

Die derzeit verfügbaren Migränemedikamente vermögen lediglich den Attackenkopfschmerz zu beheben, sind aber nicht in der Lage, eine vorausgehende Aura zu beeinflussen. So bleibt die medikamentöse Behandlung der Aura auch in Zukunft eine herausfordernde Aufgabe für die pharmakologische Forschung.

# 12. Prophylaxe

Vor Beginn einer medikamentösen Prophylaxe muss selbstverständlich die Diagnose einer Migräne gesichert sein, und es muss ärztlicherseits ein Prophylaxemedikament mit nachgewiesener Wirksamkeit ausgewählt worden sein. Dieses muss seitens des Betroffenen in ausreichend hoher Dosierung regelmäßig und ohne Unterbrechungen für eine ausreichende Dauer von sechs bis neun Monaten eingenommen werden, da der Behandlungseffekt sich mitunter erst nach drei bis fünf Monaten einstellt. Die Migräneattackenfrequenz kann durch Führen eines Kopfschmerz-Kalenders im Verlauf kontrolliert und somit die Wirksamkeit der medikamentösen Prophylaxe überprüft werden. Diese gilt als erfolgreich, wenn die Attackenhäufigkeit halbiert wird. Eine vollständige Attackenfreiheit ist auch mit einer medikamentösen Vorsorgebehandlung nicht zu erzielen. Eine zusätzliche, übermäßige Einnahme von Schmerzmitteln oder Triptanen kann die Wirksamkeit der Vorsorgebehandlung vermindern. Bei Erfolglosigkeit der Behandlung kann der Wechsel des eingenommenen Vorsorgemedikaments oder eine Kombinationsbehandlung mit zumindest zwei Prophylaxemedikamenten erforderlich werden.

## a) Indikationen

Wenn die Migräneattacken selten auftreten, von normaler Dauer und Schmerzstärke sind, ohne vorausgehende Aura auftreten und mit den beschriebenen medikamentösen Maßnahmen behoben werden können, sind vorbeugende Maßnahmen in der Regel nicht erforderlich.

Unabhängig von der akuten Attackenkupierung sollte jedoch mit einer medikamentösen Vorbeugung und flankierenden nichtmedikamentösen Maßnahmen begonnen werden, wenn mehr als drei Migräneattacken pro Monat auftreten oder aber wenn die einzelnen Migräneattacken länger als drei Tage anhalten. Eine medikamentöse Migräneprophylaxe wird auch dann erforderlich, wenn die Migräneattacke durch eine ungewöhnlich lange Aura, die länger als einen Tag anhält, kompliziert wird. Nicht selten erhöht eine vorwiegend medikamentöse Migräneprophylaxe auch die Wirksamkeit der medikamentösen Behandlung zur Behebung der einzelnen Migräneattacke, so dass eine Migräneprophylaxe immer dann zu überlegen ist, wenn die Migräneattacken nicht auf die Akuttherapie ansprechen oder aufgrund intolerabler Nebenwirkungen der Akuttherapie nur schlecht oder gar nicht behandelbar sind. Dies kann zu einer häufigeren Tabletteneinnahme führen, um die unzureichende Wirksamkeit der einzelnen Medikamenteneinnahme auszugleichen. Leider führt dieses Einnahmeverhalten nicht selten zu einer Häufung der Migräneattacken, meist schon, wenn an mehr als zehn Tagen pro Monat ein Akutmedikament (z. B. Triptan) zur Attackenkupierung eingenommen wird. Diese ungünstige Entwicklung eines Migräneleidens kann durch eine Migräneprophylaxe verhindert werden, wenn dadurch die Einnahmefrequenz akuttherapeutisch wirksamer Schmerz- und Migränemittel gesenkt werden kann. Stets sollte der Beginn einer medikamentösen Migräneprophylaxe von den individuellen Gegebenheiten des Betroffenen abhängig gemacht werden. So kann trotz normaler Attackenhäufigkeit eine medikamentöse Migräneprophylaxe erforderlich werden, wenn der Patient aufgrund des Migräneleidens in seiner Lebensqualität ganz besonders eingeschränkt ist und ausgesprochene Beeinträchtigungen im Berufsleben, im Familien- und Alltagsleben sowie im seelischen Befinden bestehen.

Die Gegebenheiten, die eine prophylaktische Therapie der Migräne indizieren können, sind in Tabelle 24 zusammengefasst:

**Tabelle 24:** Bedingungen, die eine vorbeugende Behandlung
der Migräne erforderlich werden lassen

---

- Mehr als drei Migräneattacken pro Monat
- Erhöhte Attackenfrequenz bei Einnahme von Akuttherapiemedikation
  ≥ zehn Tage pro Monat
- Komplizierte Migräneattacken mit Aura länger als 24 Stunden
- Prolongierte Migräneattacken mit Dauer ≥ 72 Stunden
- Nicht ausreichende Wirksamkeit der Attackenakuttherapie
- Fehlende Attackenbehandelbarkeit aufgrund von Nebenwirkungen der
  Akuttherapie
- Ausgesprochene berufliche, soziale und/oder psychische Beeinträchtigung
- Erhebliche Einschränkung der Lebensqualität

---

## b) Therapieziele

Die Behandlungsziele der Migräneprophylaxe lassen sich wie
folgt zusammenfassen:
- Abnahme von Häufigkeit, Schwere und Dauer der Migräne-
  attacken
- Erleichterung der Akuttherapie zur Attackenkupierung
- Abnahme der Einnahmehäufigkeit akuttherapeutisch wirk-
  samer Schmerz- und Migränemittel
- Verhütung eines durch Medikamentenübergebrauch von
  Schmerzmitteln oder Triptanen hervorgerufenen Dauerkopf-
  schmerzes oder Häufung der Migräneattacken

## c) Medikamentöse Prophylaxe

Mit einer medikamentösen Migräneprophylaxe kann nur begonnen werden, wenn die Migränediagnose gesichert und insbesondere die Abgrenzung von einem atypischen Spannungskopfschmerz, der einer Migräne ähneln kann, erfolgt ist. Sollte ein
schmerzmittel- oder triptanbedingter Dauerkopfschmerz oder
ein Übergang in eine chronische Migräne erfolgt sein, kann erst
nach erfolgter Unterbrechung der Medikamenteneinnahme im
Sinne eines «Entzugs» mit der Prophylaxe begonnen werden.
Zur validen Beurteilung der Migräneattackenhäufigkeit muss
gesichert sein, dass die medikamentöse akute Attackenbehand-

lung optimiert ist, und die Migräneattacken sollten in einem Kopfschmerz-Kalender dokumentiert sein. Bislang eingenommene und nicht wirksame Prophylaxemedikamente sollten bekannt sein, um nicht nochmals einen vergeblichen Behandlungsversuch mit schon erfolglos erprobten Prophylaktika zu beginnen. Eine medikamentöse Prophylaxe kann nur Erfolg haben, wenn der Patient die verschriebenen Medikamente auch regelmäßig einnimmt. Wie bei jeder medikamentösen Behandlung gilt es, in jedem Einzelfall die Gegenanzeigen zu überprüfen.

Zur medikamentösen Prophylaxe stehen mehrere Substanzgruppen zur Verfügung. Dies sind Beta-Blocker, Calcium-Kanal-Blocker und Medikamente, die in höheren Dosen auch gegen Epilepsie eingesetzt werden.

Medikamente der zweiten Wahl zur Migräneprophylaxe sind Acetylsalicylsäure (ASS), nichtsteroidale Antirheumatika (NSAR), Antidepressiva (insbesondere trizyklische Antidepressiva), eventuell auch selektive Serotonin-Wiederaufnahme-Hemmer (SSRI), darüber hinaus sonstige Präparate wie Magnesium, Vitamin $B_2$ und Botulinum-Toxin-Injektionsverfahren.

Einzelne Medikamente der ersten Wahl zur Migräneprophylaxe sind in Anlehnung an die Empfehlungen der Deutschen Migräne- und Kopfschmerzgesellschaft in Tabelle 25 aufgeführt.

Die dort genannten Beta-Blocker (Metoprolol, Propranolol, Bisoprolol) sind aus der inneren Medizin bekannt und werden bei Herzrhythmusstörungen oder zu hohem Blutdruck eingesetzt. Entsprechend ist als Nebenwirkung bei der Einnahme auf eine Pulsverlangsamung und/oder Blutdrucksenkung mit möglichem Auftreten von Schwindel oder Ohnmachtsneigung zu achten. Bevorzugt eingesetzt werden in der Prophylaxe Metoprolol oder Bisoprolol. Depressive Patienten oder Patienten mit Asthma sollten aufgrund der relativen Gegenanzeigen Beta-Blocker nicht zur Prophylaxe einnehmen. Bei Männern können als Nebenwirkung Potenzstörungen auftreten. Alternativ können auch Calciumantagonisten (z. B. Flunarizin) zur Migräneprophylaxe eingesetzt werden.

Medikamente, die auch bei einem Anfallsleiden eingesetzt werden können, sind in der migräneprophylaktischen Wirksam-

**Tabelle 25:** Medikamentöse Migräneprophylaxe:
Bevorzugte Substanzen, Dosierungen, Nebenwirkungen und Kontraindikationen
(modifiziert nach den Empfehlungen der Deutschen Migräne- und
Kopfschmerzgesellschaft).

| Substanzen | Tagesdosis | Nebenwirkungen* | Kontraindikationen[+] |
|---|---|---|---|
| Metoprolol (Beloc-Zok®) | 50–200 mg | h: Müdigkeit, arterielle Hypotonie g: Schlafstörungen, Schwindel s: Hypoglykämie, Bronchospasmus, Bradykardie, Magen-Darm-Beschwerden, Impotenz | a: Atrio-ventrikulärer Block, Bradykardie, Herzinsuffizienz, Sick-Sinus-Syndrom, Asthma bronchiale r: Diabetes mellitus, orthostatische Dysregulation, Depression |
| Propranolol (Dociton®) | 40–240 mg | | |
| Bisoprolol (Concor®) | 5–10 mg | | |
| Flunarizin (Sibelium®, Natil N®) | 5–10 mg | h: Müdigkeit, Gewichtszunahme g: Gastrointestinale Beschwerden, Depression s: Hyperkinesen, Tremor, Parkinsonoid | a: fokale Dystonie, Schwangerschaft, Stillzeit, Depression r: M. Parkinson in der Familie |
| Topiramat (Topamax®) | 25–100 mg | h: Müdigkeit, Konzentrationsstörungen, Gewichtsabnahme, Parästhesien g: Geschmacksveränderungen, Psychosen s: Engwinkelglaukom | a: Niereninsuffizienz, Nierensteine, Engwinkelglaukom |
| Valproinsäure (z. B. Ergenyl® chrono) «off-label use» | 500–600 mg | h: Müdigkeit, Schwindel, Tremor g: Hautausschlag, Haarausfall, Gewichtszunahme s: Leberfunktionsstörungen | a: Leberfunktionsstörungen, Schwangerschaft (Neuralrohrdefekte), Alkoholmissbrauch |

\* Nebenwirkungen gegliedert in h: häufig; g: gelegentlich; s: selten

[+] Kontraindikationen gegliedert in a: absolut, r: relativ

«off-label use»: Gebrauch eines für diese Indikation nicht zugelassenen Medikamentes

keit den Beta-Blockern vergleichbar und werden deshalb alternativ eingesetzt. In dieser Indikation ist die Substanz Topiramat zugelassen.

Als weitere, nachrangig in der Migräneprophylaxe zur Anwendung gelangende Medikamente der zweiten Wahl werden von der Deutschen Migräne- und Kopfschmerzgesellschaft Medikamente angegeben, die in höheren Dosen gegen Depression eingesetzt werden, darüber hinaus entzündungshemmende oder fiebersenkende Medikamente (u. a. Aspirin) oder auch Magnesium. Letzteres ist umstritten in der migräneprophylaktischen Wirksamkeit, wie auch hochdosierte Vitamin-$B_2$-Gaben, die Einnahme von Coenzym Q10 oder Botulinum-Toxin-Injektionen.

Eine migräneprophylaktische Wirksamkeit ist für die Pestwurzel als pflanzliches Präparat belegt. Allerdings sollte bei der Einnahme auf engmaschige Kontrollen der Leberwerte geachtet werden, da unter der Einnahme ausgeprägte Leberfunktionsstörungen beobachtet wurden. Auch das Mutterkraut soll einen positiven Einfluss auf den Verlauf des Migräneleidens nehmen können. Eine mögliche prophylaktische Wirksamkeit ist für das Weidenkraut gegeben. Aufgrund bislang erfolgter Untersuchungen ist die Einnahme von pflanzlichen Präparaten wie Atropa belladonna, Calendula, Rhododendri flos, Strychni semen, Pulsatillae herba oder Viscum album im Rahmen phytotherapeutischer Maßnahmen migräneprophylaktisch nicht wirksam. Behandlungserfolge mit homöopathischen Mitteln sind nicht ausreichend evidenz-basiert untersucht.

Eine Auswahl der migräneprophylaktisch wirksamen Arzneimittel der zweiten Wahl ist in Tabelle 26 wiedergegeben.

**Tabelle 26:** Medikamentöse Migräneprophylaxe: Substanzen der zweiten Wahl; Dosierungen, Nebenwirkungen und Kontraindikationen (modifiziert nach den Empfehlungen der Deutschen Migräne- und Kopfschmerzgesellschaft)

| Substanzen (Beispiel) | Tagesdosis | Nebenwirkungen* | Kontraindikationen[+] |
|---|---|---|---|
| Amitriptylin (z. B. Saroten®) | 50–150 mg | h: Mundtrockenheit, Müdigkeit, Schwindel, Schwitzen g: Blasenstörungen, innere Unruhe, Impotenz | a: Engwinkelglaukom, Prostataadenom mit Restharn |
| Gabapentin (Neurontin®) «off-label use» | 2400 mg | h: Müdigkeit, Schwindel, g: Ataxie, gastrointestinale Störungen | Schwere Leber- oder Nierenfunktionsstörungen |
| Naproxen (Proxen®) | 2 x 250 mg 2 x 500 mg | h: Magenschmerzen | a: Ulcus, Blutungsneigung r: Asthma bronchiale |
| Pestwurz (Petadolex®) | 2 x 75 mg | g: Aufstoßen, Magenschmerzen s: Leberfunktionsstörungen | a: Schwangerschaft, Stillzeit |
| Acetylsalicylsäure (Aspirin®) | 300 mg | g: Magenschmerzen | a: Ulcus, Blutungsneigung r: Asthma bronchiale |
| Magnesium | 2 x 300 mg | h: Durchfall bei zu rascher Aufdosierung | Keine |
| Mutterkraut | 3 x 6,25 mg | s: Hautausschlag | Keine |
| Botulinumtoxin | | Muskelschwäche, Ptosis | Myasthenie |

\* Nebenwirkungen: h: häufig; g: gelegentlich; s: selten
[+] Kontraindikationen gegliedert in a: absolut, r: relativ
«off-label use»: Gebrauch eines für diese Indikation nicht zugelassenen Medikamentes

## d) Nichtmedikamentöse Prophylaxe

*Triggervermeidung*  Durch eine entsprechende Lebensführung kann die Schwere und insbesondere die Häufigkeit der Migräneattacken vermindert werden. An erster Stelle steht hier das Erkennen und Vermeiden individueller Auslösefaktoren der Migräne. Zeitverschiebungen oder Schlafdefizit sollten vermieden werden, desgleichen ein Übermaß an Genussmitteln (Nikotin, Koffein, Alkohol).

*Tagesstruktur*  Es sollte ein möglichst geregelter und strukturierter Tagesablauf erfolgen. Hilfreich können ein Tages- oder Wochenstundenplan sein mit Vorgabe fester Zeiten für das Aufstehen und Zubettgehen zur Beibehaltung eines gleichmäßigen Schlaf-Wach-Rhythmus, feste Zeiten der Mahlzeiteneinnahme von Frühstück, Mittagessen und Abendessen ohne Fastfood zwischendurch, geregelte Arbeitszeiten mit regelmäßigen festen Arbeitspausen sowie regelmäßige Freizeitaktivitäten, wie etwa sportliche Betätigung oder Entspannungstechniken. Die gleiche Tagesstruktur, wie sie während der Woche vorliegt, soll auch am Wochenende aufrechterhalten werden, insbesondere wenn eine Wochenendmigräne vorliegen sollte.

*Entspannungstechniken*  Die Durchführung von Entspannungstechniken zeigt eine migräneprophylaktische Wirkung. Bewährt hat sich die muskelzentrierte Entspannungstechnik nach Jacobson. Über eine willkürliche Maximalanspannung einzelner Muskelgruppen soll aus dem Kontrasterleben heraus der Muskeltonus der entspannten Muskulatur bewusst gemacht werden. Bei der Migräneprophylaxe sollte besonders auf Übungen geachtet werden, die der Entspannung der Schulter-Nacken- und Kopfmuskulatur dienen. Besonders migräneprophylaktisch wirksam ist die progressive Muskelrelaxation (nach Jacobson) in Kombination mit einem Biofeedback-Verfahren. Jeder sollte für sich persönlich entscheiden, ob er auch andere Entspannungsverfahren wie etwa Hypnose, Imagination, Meditation und Yoga oder flankierende komplementäre Maßnahmen, wie etwa Akupunktur, erproben möchte, auch wenn die migräneprophylaktische Wirksamkeit meist durch Studien nicht belegt ist.

**Biofeedback-Verfahren** Biofeedback-Verfahren können den Verlauf eines Migräneleidens günstig beeinflussen. Der Migränepatient erhält kontinuierliche Rückmeldung über den aktuellen Zustand der Spannung der Nacken-, Kau- und Gesichtsmuskulatur, über den Hautwiderstand oder die periphere Körpertemperatur. Die bewusste Einflussnahme auf diese Körpergrößen soll eine ausgeglichene Befindlichkeit herbeiführen.

**Schmerzpsychotherapie** Patienten mit sehr häufigen Migräneattacken oder chronischer Migräne an mehr als 15 Tagen pro Monat und entsprechender Einschränkung der Lebensqualität aufgrund hohen Leidensdrucks können von einer kognitiv orientierten Verhaltenstherapie profitieren. In der Schmerzpsychotherapie werden die biologischen, psychologischen und sozialen Mechanismen einer Schmerz- bzw. Migränechronifizierung besprochen, und es soll eine individuelle Schmerzbewältigung zur Minimierung der schmerzbedingten Beeinträchtigung optimiert werden. Neben Information über Migräneursachen und medikamentöse Therapiestrategien werden in einer schmerzbezogenen Verhaltenstherapie individuelle Aspekte des Schmerzerlebens, -verarbeitens und -verhaltens bearbeitet und die schmerzkontrollierende Selbstkompetenz gestärkt.

**Sport** Regelmäßig möglichst an der frischen Luft durchgeführte Ausdauersportarten wie Schwimmen, Fahrradfahren, Joggen, Nordic Walking oder Skilanglauf besitzen eine migräneprophylaktische Wirkung.

**Physiotherapie** Gleiches gilt für krankengymnastische Maßnahmen, wie Fango oder Massagen zur Lockerung der Schulter-Nacken-Muskulatur, sowie für physikalische Behandlungsansätze, wie Wechselduschen, Wassergymnastik, Aquajogging, Bewegungsbad oder Hydrotherapie, wie etwa Kneipp'sche Anwendungen.

Bei sämtlichen nichtmedikamentösen migräneprophylaktischen Maßnahmen ist es besonders wichtig, dass der Migränepatient mit möglichst hoher Eigeninitiative und -aktivität in das vielschichtige vorbeugende Behandlungskonzept mit einer Kombination aus medikamentöser Vorsorge sowie physikalischen, die Befindlichkeit stabilisierenden Maßnahmen, Krankengymnastik, sportmedizinischer Behandlung und psychologischen Ansätzen eingebunden ist.

Die nichtmedikamentösen Maßnahmen zur Migräneprophylaxe sind in Tabelle 27 zusammengefasst.

**Tabelle 27:** Auswahl nichtmedikamentöser Therapieverfahren zur Migräneprophylaxe

| | |
|---|---|
| Arzt | Aufklärung |
| | Kontrollierte Führung |
| | Patientenseminare |
| Patient | Vermeidung der Migräneauslöser |
| | Aktive Therapieteilnahme |
| | Kopfschmerz-Kalender |
| | Tagesstruktur (Arbeitsplatz, zu Hause, Wochenende, Freizeit) |
| | Lebenswandel (Meidung von Genussmitteln, Nachtschlaf) |
| Sportmedizinische Therapie | Aerober Ausdauersport (Joggen, Fahrradfahren, Schwimmen, Dauerlauf, Nordic Walking, Langlauf) |
| Balneophysikalische Therapie | Bewegungsbad, Wassergymnastik, Aquajogging, Hydrotherapie (Kneipp; Wechselduschen) |
| Physiotherapie | Lockerung der Schulter-/Nackenmuskulatur |
| Schmerzpsychologische Verfahren | Kognitive Verhaltenstherapie |
| | Entspannungstechniken (muskelzentrierte Entspannungstechnik nach Jacobson) |
| | Biofeedback |
| | Stressbewältigung |
| | Schmerzbewältigung |
| Komplementäre Verfahren | Akupunktur etc. |

## 13. Spezielle Aspekte bei Frauen

### a) Schwangerschaft und Stillzeit

*Akuttherapie* Bei einer geplanten Schwangerschaft sollten in der letzten Woche des Zyklus (regelmäßiger 28-Tage-Zyklus vorausgesetzt), d. h. ab drei Wochen nach der letzten Monatsblutung, zur Migräneattackenbehandlung keine Triptane mehr eingenommen werden, da ab diesem Zeitpunkt schon die Möglichkeit der Einnistung eines befruchteten Eies in die Gebärmutterschleimhaut besteht.

In der Regel nimmt die Häufigkeit von Migräneattacken während einer Schwangerschaft aufgrund des steigenden Östrogenspiegels deutlich ab. Dies trifft auf etwa 30% der Frauen mit Migräne zu. Bei einem Teil der schwangeren Patientinnen kann es jedoch auch zu einer Verschlimmerung des Migräneleidens kommen. Die Erstmanifestation einer Migräne während einer Schwangerschaft ist äußerst selten und muss auch an eine symptomatische Kopfschmerzform denken lassen.

Bei über der Hälfte der Patientinnen treten die Migräneattacken jedoch in den ersten Wochen nach der Entbindung im Rahmen des abrupt fallenden Östrogenspiegels wieder auf. Möglicherweise wirken Stressfaktoren während der Stillzeit im Rahmen der Versorgung des Säuglings mit verändertem Schlaf-Wach-Rhythmus, Schlafdefizit etc. migräneverstärkend.

Sollten während einer Schwangerschaft Migräneattacken auftreten, so sollte zur Behandlung möglichst auf eine Medikamenteneinnahme verzichtet werden. Es sollte stattdessen versucht werden, die Kopfschmerzattacke mit Allgemeinmaßnahmen wie Reizabschirmung, Ruhe, Entspannung und lokalen Kälte- oder Wärmeanwendungen zu beheben. Von Vorteil ist, wenn Entspannungstechniken wie etwa die muskelzentrierte Entspannungstechnik nach Jacobson schon vor einer geplanten Schwangerschaft erlernt werden.

Triptane sollten nicht während der Schwangerschaft und Stillzeit eingenommen werden. Wird ein Triptan während der Stillzeit eingenommen, so muss eine Stillpause von 24 Stunden eingehalten werden. Erst nach dieser Zeit kann wieder gestillt werden, da zwischenzeitlich das Medikament wieder ausgeschieden wurde. Aufgrund dieser Überlegungen empfiehlt es sich, zur Attackenkupierung ein möglichst kurzwirksames Triptan mit einer kurzen Halbwertszeit zu wählen, sollte auf eine Triptaneinnahme nicht verzichtet werden können.

Da auch Schmerzmedikamente (z. B. nichtsteroidale Antirheumatika) über den Mutterkuchen und später über die Muttermilch in den kindlichen Kreislauf gelangen können, sollten diese nur erforderlichenfalls unter strenger Indikationsstellung während der Schwangerschaft eingenommen werden. Dies gilt für Acetylsalicylsäure (1000 mg als Tablette oder Brausetablette) und Paracetamol (1000 mg als Tablette, Zäpfchen oder Brausetablette), auch wenn Paracetamol die Substanz der ersten Wahl zur medikamentösen Akuttherapie der Migräneattacke während der Schwangerschaft und Stillzeit darstellt. Ein erhöhtes Fehlbildungsrisiko u. a. mit vorzeitigem Verschluss des Ductus Botalli bei dem Ungeborenen in der Spätschwangerschaft wird beschrieben. In den letzten drei Monaten der Schwangerschaft darf Acetylsalicylsäure nicht eingenommen werden, da es bei einer Wehenhemmung zur Verzögerung und Verlängerung der Geburt kommen kann und ein erhöhtes Blutungsrisiko sowohl bei der Mutter als auch bei dem Neugeborenen besteht.

Da auch naturheilkundliche Medikamente ein fetales Risiko beinhalten können bzw. über das Risiko keine Angaben gemacht werden können, wird von der «ausweichenden» Einnahme homöopathischer Substanzen auf pflanzlicher Basis in der Schwangerschaft abgeraten; zumindest gilt es, keine Eigenmedikation vorzunehmen und die Expertise des Therapeuten einzuholen.

Wie Paracetamol geht auch Aspirin in die Muttermilch über, so dass eine Einnahme während der Stillzeit vermieden werden sollte. Ist dies nicht möglich, und benötigen schwere Migräneattacken weitere medikamentöse Behandlung, ist ein frühzeitiges

Abstillen zu erwägen, da dann zur Attackenkupierung wieder sämtliche Migränemittel eingenommen werden können.

Eine medikamentöse Behandlung der vegetativen Begleitbeschwerden einer Migräneattacke wie etwa Übelkeit, Brechreiz und Erbrechen ist während der Schwangerschaft und Stillzeit nicht angezeigt bzw. sollte nur unter äußerst strenger Indikation bevorzugt mit der Einnahme von Domperidon oder Dimenhydrinat erfolgen.

**Prophylaxe** Bei der intravenösen Gabe von Magnesium zur akuten Migräneattackenbehandlung oder von Magnesium (600 mg pro Tag als Kapsel oder Trinkgranulat) zur Vorbeugung sind keine schädlichen Auswirkungen während der Schwangerschaft und Stillzeit beim Menschen bekannt. Zudem steht zur medikamentösen Migräneprophylaxe als Mittel der ersten Wahl Metoprolol zur Verfügung (Dosierung vgl. Tab. 25).

Auf die Einnahme von Antiepileptika als medikamentöse Migräneprophylaxe sollte vor einer geplanten Schwangerschaft, wenn möglich, verzichtet werden. Bei höher dosierter Einnahme während einer (nichtgeplanten) Schwangerschaft besteht ein erhöhtes Fehlbildungsrisiko (z. B. Meningozele) und die Möglichkeit eines fetalen Antiepileptika-Syndroms. Spezielle fachärztliche Mitbetreuung und gynäkologische Überwachung der Schwangerschaft ggf. mit Bestimmung von Alpha-Fetoprotein und Ultraschallverlaufsuntersuchungen werden erforderlich.

In der Regel nimmt während der Schwangerschaft die Häufigkeit von Migräneattacken aber deutlich ab, so dass meist eine medikamentöse Vorsorgebehandlung nicht erforderlich wird. Man kann sich auf nichtmedikamentöse Vorsorgemaßnahmen wie Entspannungsübungen oder gegebenenfalls Akupunktur beschränken.

### b) Menstruelle Migräne

**Klassifikation** Man spricht von einer *menstruellen Migräne*, wenn der Migränekopfschmerz mit oder ohne vorausgehende Aura innerhalb der ersten drei Tage der Menstruation auftritt.

Bis zu zwei Tagen darf die Migräneattacke auch vor dem Blutungsbeginn auftreten. Diese zeitliche Gebundenheit muss für zumindest zwei von drei Zyklus- oder Abbruchblutungen gelten; Zwischenblutungen sind ausgenommen. Eine spezielle menstruelle Migräne liegt bei etwa 10% sämtlicher Frauen mit Migräne vor.

Treten zusätzlich zu den Migräneattacken, die die Kriterien der menstruellen Migräne erfüllen, weitere Migräneattacken zu anderen Zeitpunkten des Zyklus auf, wird «lediglich» von einer *menstruationsassoziierten Migräne* ausgegangen.

Tritt nur bei einer von drei Blutungen eine Migräneattacke auf, gleichgültig ob weitere nicht menstruationsgebundene Attacken auftreten, so liegt eine *perimenstruelle Migräne* (bei circa 30% der migränebetroffenen Frauen) vor.

Ist das Auftreten von Migräneattacken und damit der Verlauf des Migräneleidens abhängig von dem Hormonhaushalt und seinen Schwankungen, die nicht nur auf die Menstruation beschränkt sind, sondern u. a. Ovulation, Vorliegen einer Schwangerschaft und die Einnahme von Hormonpräparaten einbeziehen, so kann von einer begrifflich weiter gefassten *hormonassoziierten Migräne* ausgegangen werden.

**Akuttherapie**   Die Akuttherapie menstrueller Migräneattacken beinhaltet die Allgemeinmaßnahmen und medikamentösen Maßnahmen, die auch für sonstige, menstruationsunabhängige Attacken gelten und in Kapitel 11 dargestellt sind. Es sollte lediglich bei Menstruationen mit starken Blutungen auf die Einnahme von Acetylsalicylsäure (ASS) verzichtet werden, da aufgrund der Hemmung der Verklumpung der Blutplättchen (Thrombocytenaggregationshemmung) und damit verbundener Gerinnungshemmung durch ASS die Gefahr einer Blutungsverstärkung gegeben ist.

Menstruelle Migräneattacken verlaufen meist schwerer und dauern länger als sonstige Attacken, so dass es erforderlich werden kann, die empfohlenen Medikamente zur Attackenkupierung (Kapitel 11) in höherer Dosierung und häufiger einzunehmen. Diese Erfordernis birgt die Gefahr der Entwicklung einer chronischen Migräne in sich, der ggf. mit der Einleitung einer perimenstruellen Kurzzeitprophylaxe und einer ergänzenden, mehrmonatigen Langzeitprophylaxe entgegengetreten werden muss.

**Prophylaxe** Wenn entsprechend der genannten klassifikatorischen Kriterien das Auftreten der Migräneattacke an die Monatsblutung gebunden ist und trotz optimaler Akutmedikation (siehe Kapitel 11) die Migräneattacke nicht ausreichend behandelt werden kann, ist eine medikamentöse Kurzzeitprophylaxe angezeigt.

Da vermutlich Hormonschwankungen für die menstruelle Migräneattacke verantwortlich sind, sollte während der Menstruation ein Östrogenpflaster zur Anwendung gelangen, das das Hormon durch die Haut abgibt. Zusätzlich sollte für die Dauer der Monatsblutung zwei Tage vor Beginn bis zwei Tage danach ein entzündungshemmendes Medikament, wie es etwa von der Fiebersenkung bekannt ist, eingenommen werden. Ein regelmäßiger Zyklus erleichtert die menstruationsgebundene Kurzzeitprophylaxe. Die medikamentösen Optionen einer solchen Kurzzeitprophylaxe der menstruellen Migräne sind in Tabelle 28 wiedergegeben.

**Tabelle 28:** Medikamentöse Kurzzeitprophylaxe der menstruellen Migräne

---

- Gabe nichtsteroidaler Antirheumatika (NSAR) ab zwei Tage vor der Menstruation, während der Menstruation und bis zwei Tage nach der Menstruation (z. B. Naproxen 2 x 250 mg/Tag bis 2 x 500 mg/Tag)
- In Ergänzung zur NSAR-Gabe Applikation eines Östrogenpflasters mit täglicher Abgabe von 100 μg Östradiol (z. B. Estraderm® TTS 100) vor und während der Menstruation (Wechsel nach drei Tagen, Applikation an anderer Hautstelle) oder tägliches Auftragen von Östrogen-Gel (1,5 μg in 2,5 g Gel)
- Kurzzeitige Gabe von Triptanen über fünf Tage beginnend zwei Tage vor Menstruationsbeginn:
    - Naratriptan (Naramig® 2 x 1 mg/Tag)
    - Frovatriptan (Allegro® 2 x 2,5 mg/Tag)
    - Sumatriptan (Imigran® 2 x 25 mg/Tag)

---

Die Triptankurzzeitprophylaxe ist «off label». Die galenische Zubereitung einer 1-mg-Dosierung von Naramig ist in Deutschland nicht erhältlich.

Sollte die Akuttherapie trotz der Durchführung einer Kurzzeitprophylaxe zu keiner ausreichenden Attackenkupierung führen, so kann das Absetzen von Hormonpräparaten zur Besserung der menstruellen Migräne führen, sollte eine hormonelle Kontrazeption vorliegen und wird der Wahl anderer Verhütungsmaßnahmen zugestimmt. Es muß jedoch beachtet werden, dass der positive Effekt mitunter erst nach einem halben Jahr eintreten kann. Statt des Absetzens eines Mehrphasenpräparates kann auch eine Umstellung auf ein Monophasenpräparat mit niedrigerem Gestagengehalt eine menstruelle Migräne bei einer geringeren Wahrscheinlichkeit von Hormonschwankungen günstig beeinflussen. Patientinnen, die aufgrund des abrupten Östrogenabfalls immer während der Pillenpause an Migräne leiden, können auch ein so genanntes «Tricycling» praktizieren, d. h. über drei Monate die «Pille» zur Aufrechterhaltung einer kontinuierlichen Dosierung durchgehend einnehmen und erst dann eine Pillenpause herbeiführen. Natürlich besteht auch die Möglichkeit einer Depot-Injektion («Drei-Monatsspritze»). In situativen Einzelfällen kann vor besonders wichtigen Terminen eine abbruchblutungsassoziierte (menstruelle) Migräneattacke durch eine verlängerte Einnahme der «Pille» hinausgezögert werden. Sämtliche Maßnahmen zur Beeinflussung der menstruellen Migräne, die Eingriffe in den Hormonhaushalt beinhalten, bedürfen der engen Absprache mit dem betreuenden Gynäkologen.

Gebärmutterentfernung (Hysterektomie), Eierstockentfernung (Ovarektomie) und Sterilisation führen zu keiner Besserung hormongebundener Migräneformen und sind nicht angezeigt zur Prophylaxe der perimenstruellen und hormon-/menstruationsassoziierten Migräne.

## 14. Spezielle Aspekte bei Kindern

### a) Epidemiologie

Kopfschmerzen gehören nicht nur bei Erwachsenen, sondern auch bei Kindern zu den häufigsten Erkrankungen und stellen für den Kinderarzt neben der Behandlung von kindlichen Infektionskrankheiten oder Krebserkrankungen eine besondere Herausforderung dar. Etwa 5–10% der 7- bis 15-jährigen Kinder leiden unter einer Migräne. Lediglich 10% der Kinder mit Migräne begeben sich in kinderärztliche Betreuung. Die absolute Häufigkeit der kindlichen Migräne nimmt zu. Etwa 1,5–3% der 12-Jährigen leiden unter einer Migräne mit Aura. Die Häufigkeit der Migräne bei Kindern steigt mit zunehmendem Alter an und vervierfacht sich nahezu vom 7. bis zum 15. Lebensjahr. In Deutschland sollen jährlich ca. eine Million Schultage wegen Kopfschmerzen versäumt werden. Bis zum Eintritt der Pubertät leiden genauso viele Mädchen wie Jungen unter Migräne. Erst nach der Pubertät verschiebt sich das Geschlechterverhältnis, und es sind doppelt so viele Mädchen wie Jungen betroffen. Etwa die Hälfte der betroffenen Kinder leiden auch nach der Pubertät unter der Migräne. Bei der anderen Hälfte treten nach der Pubertät vorübergehend keine Migräneattacken mehr auf. In dieser Gruppe bleiben etwa die Hälfte ihr ganzes Leben migränefrei, bei der anderen Hälfte tritt nach einer beschwerdefreien Zeit das Migräneleiden jedoch wieder in Erscheinung. Letztlich werden nur knapp ein Drittel der Patienten, bei denen sich die Migräne im Kindes- und Jugendalter manifestiert hat, nach der Pubertät kopfschmerzfrei.

### b) Symptomatik

Prinzipiell wird die Migräne im Kindesalter nach den Kriterien, die auch für die Migräne im Erwachsenenalter gelten, diagnostiziert. Nach den Kriterien der Internationalen Kopfschmerzgesellschaft müssen zur Diagnosestellung einer Migräne im Kindesalter Angaben zu Attackendauer, Lokalisation und Begleitphänomenen vorliegen:

- Migräneattackendauer von 1 bis 72 Stunden
- Beidseitiger Stirn-/Schläfenkopfschmerz oder einseitiger Kopfschmerz
- Begleitbeschwerden wie Lichtempfindlichkeit und/oder Geräuschempfindlichkeit

Die Migräneattacke im Kindesalter weist Besonderheiten im Vergleich zur Erwachsenenmigräne auf. So sind die Attacken meist wesentlich kürzer, der Migränekopfschmerz ist weniger häufig einseitig und von pulsierendem Charakter, sondern tritt stirn-/schläfenbetont beidseits oder mit unsicherer Schmerzlokalisation als drückender Kopfschmerz auf. Zudem muss nicht immer eine begleitende Licht- und/oder Geräuschempfindlichkeit vorliegen. Ein Viertel der betroffenen Kinder geben keinen pulsierenden Kopfschmerz an; die Hälfte der Migränekinder keinen einseitigen Kopfschmerz, und bei bis zu einem Viertel der migränekranken Kinder dauert die Kopfschmerzattacke sogar weniger als eine Stunde. Im Vordergrund stehen bei den kindlichen Migräneattacken meist die Übelkeit, Bauchschmerzen und Erbrechen, während der Kopfschmerz in den Hintergrund treten kann.

Vor der Entwicklung einer typischen Migräne im späteren Leben können in der Kindheit so genannte Migränevorläufer, auch als «periodische Beschwerden der Kindheit» bezeichnet, auftreten. Diese Migränevorläufer können sein:

- Wiederkehrendes Erbrechen
- Heftiger Bauchschmerz
- Plötzlicher Schwindel
- Isolierte Aura ohne Kopfschmerz
- Akute konfusionelle Migräne
- Benigner Torticollis (gutartige unwillkürliche Kopfdrehung)

Für die Diagnose des wiederholten *(zyklischen) Erbrechens* sprechen immer wiederkehrende Episoden mit gleich ablaufenden

Attacken von Übelkeit oder Erbrechen, verbunden mit Blässe und allgemeiner Lethargie, zwischen denen Beschwerdefreiheit besteht. Zur sicheren Zuordnung müssen mindestens fünf Attacken mit einer Dauer von einer Stunde bis zu fünf Tagen mit mindestens viermaligem Erbrechen über mindestens eine Stunde aufgetreten sein, ohne dass sich Hinweise für eine fassbare Erkrankung des Magen-Darm-Trakts ergeben haben.

Die vorwiegend im Kindesalter auftretende Migräneform mit isoliertem Bauchschmerz *(abdominelle Migräne)* ist charakterisiert durch einen mittelliniennahen, um den Nabel betonten oder diffusen, eher dumpfen Bauchschmerz mittlerer bis starker Intensität, der als Schmerzattacke 1 bis 72 Stunden anhält und mit Appetitlosigkeit, Übelkeit, Erbrechen oder Gesichtsblässe auftritt. Zur Diagnosesicherung müssen mindestens fünf derartige Attacken aufgetreten sein, und eine körperliche Verursachung durch eine Erkrankung des Magen-Darm-Trakts oder der Nieren muss ausgeschlossen sein.

Eine weitere mögliche Form eines kindlichen Migräneäquivalents ist ein plötzlicher, ohne Vorwarnung oder Vorboten attackenweise auftretender *Schwindel,* der meist nur einige Minuten bis maximal einige Stunden anhält und mitunter von einer unruhigen, ängstlichen Anspannung und Gesichtsblässe oder Zittern oder Erbrechen begleitet ist und spontan wieder aufhört. Manchmal ist der Schwindel von einem einseitigen Kopfschmerz begleitet. Die apparativen Zusatzuntersuchungen der sonst gesunden Kinder, wie neurologische Untersuchung, Hör- und Gleichgewichtstestung sowie Messung der Hirnstromkurve, sind im beschwerdefreien Intervall unauffällig. Auch bei diesem Beschwerdebild sollten mindestens fünf Attacken aufgetreten sein, bevor von einem Migräneäquivalent im Sinne eines plötzlichen gutartigen Schwindels (benigner paroxysmaler Schwindel) ausgegangen werden kann.

Auch bei Kindern können *isolierte Auren* auftreten, die allerdings meist weniger lang anhalten als bei Erwachsenen, typischerweise ca. zehn Minuten. Meist handelt es sich um eine visuelle Aura mit Sehstörungen ohne nachfolgende Kopfschmerzen (sog. acephalische Migräne). Selten erleben die Kinder im Rahmen der Aura komplexe Wahrnehmungsstörungen, bei denen die Objekte der Umgebung vergrößert, verkleinert oder verzerrt erscheinen oder aber Bewegungen als Zeitraffer oder in Zeitlupe empfunden werden (Alice-im-Wunderland-Phänomen).

Auch vorübergehende Verwirrtheitszustände von einer Dauer bis zu acht Stunden, mitunter mit leichten Kopfschmerzen kombiniert, können Migräneäquivalente im Kindesalter sein *(konfusionelle Migräne)*. Während solcher Zustände zeigen die Kinder meist ein unruhiges, nervöses oder agitiertes Verhalten und erinnern sich später auch nicht an diesen Zustand.

Selten zeigt sich schon im zweiten Lebensjahr eine unwillkürliche, Stunden bis Tage anhaltende Verdrehung des Kopfes nach einer Seite *(Torticollis)*, die mit Hautblässe, Übelkeit oder auffälligem Verhalten des Kindes einhergehen kann und als Migränevorläufer, aus dem sich im späteren Leben eine typische Migräne entwickeln kann, angesehen wird.

Bei Kindern ist Stress der häufigste Auslöser für Migräneattacken. Hierzu können familiäre Belastungen oder Schulschwierigkeiten gezählt werden. Neben Wetterwechsel oder Reizüberflutung (z. B. Lärm) fördert eine unregelmäßige Lebensführung mit unregelmäßigen Aufsteh- und Zubettgehzeiten oder unregelmäßigen Zeiten der Mahlzeiteneinnahme («Fastfood zwischendurch») das Auftreten von Migräneattacken. Kinder mit Migräne klagen besonders über Schlafstörungen mit Einschlafproblemen, häufigem nächtlichen Erwachen oder Albträumen. Nicht selten ist damit eine erhöhte Tagesmüdigkeit mit rascherer Erschöpfbarkeit und Leistungsminderung verbunden.

Manchmal zeigen Kinder während einer Vorphase (Prodromalphase) der Migräneattacke vegetative Auffälligkeiten wie etwa eine Gesichtsblässe oder Verhaltensauffälligkeiten, z. B. ein verändertes Spielverhalten, Überaktivität oder Reizbarkeit.

### c) Akuttherapie

In der Behandlung der Migräneattacken im Kindes- und Jugendalter hat sich ein 5-Stufen-Schema bewährt, dass sich an dem Schweregrad der Attacken orientiert (Tabelle 29).

**Tabelle 29:** Stufeneinteilung der Behandlung akuter Migräneattacken
im Kindes- und Jugendalter an Hand des Schweregrades
der Attackenausprägung

| 5-Stufen-Schema | Schweregrad der Attacke | Therapie der Attacke |
|---|---|---|
| Stufe o | sehr leicht | Allgemeinmaßnahmen |
| Stufe 1 | leicht | Antiemetika |
| Stufe 2 | mittelschwer | Analgetika (+ Antiemetika) |
| Stufe 3 | schwer | Triptane (+ Antiemetika) |
| Stufe 4 | Notfallsituation | intravenöse/subcutane Substanzverabreichung |

Das Schema gibt nur eine Orientierungshilfe zur adäquaten Behandlung einer kindlichen Migräneattacke. Es empfiehlt sich bei jedem Schweregrad einer Migräneattacke begleitend zur medikamentösen Behandlung Allgemeinmaßnahmen durchzuführen. In der Praxis müssen die Behandlungsoptionen maßgeschneidert auf den Einzelfall zugeschnitten werden. Auf die einzelnen Therapiemöglichkeiten wird nachstehend ausführlicher eingegangen.

**Allgemeinmaßnahmen** Zur Behandlung der kindlichen Migräneattacke sind nichtmedikamentöse Allgemeinmaßnahmen (Stufe o) besonders sinnvoll. Treten Anzeichen auf, die eine Migräneattacke ankündigen, sollte die aktuelle Tagesaktivität unterbrochen werden und (Bett-)Ruhe mit Reizabschirmung in einem abgedunkelten und geräuscharmen bzw. -freien Raum erfolgen. Das Kind sollte Entspannungstechniken anwenden, die schon im migränefreien Intervall erlernt worden sein sollten. Mögliche Techniken sind das autogene Training, die progressive muskelzentrierte Entspannungstechnik nach Jacobson oder die Durchführung von «Traumreisen». Gegen den Kopfschmerz können zusätzlich ätherische Öle (Eukalyptus oder Pfefferminze) auf Schläfe und Nacken beidseits aufgetragen werden. Akupressur kann ergänzend hilfreich sein. Mitunter gelingt es lediglich durch Anwendung der Allgemeinmaßnahmen auf die Gabe von

Medikamenten zur Attackenkupierung verzichten zu können; ein Vorgehen, das gerade bei Kindern und Jugendlichen primär angestrebt werden sollte.

***Medikamentöse Akuttherapie*** Sollte eine ergänzende medikamentöse Behandlung erforderlich werden, so sind zur Kupierung einer leichten Migräneattacke (Stufe 2) Schmerzmittel (z. B. Ibuprofen oder Paracetamol) in altersgerechter Dosierung in der Regel ausreichend. Ibuprofen ist Paracetamol bezüglich der kopfschmerzlindernden Wirkung überlegen. Abweichend von der Akuttherapie der Migräneattacke bei Erwachsenen wird für Kinder unter 12 Jahren die Einnahme von Acetylsalicylsäure (ASS, z. B. Aspirin) nicht empfohlen. Sollte ASS trotzdem eingesetzt werden, darf aufgrund potentiell gefährlicher Nebenwirkungen (Reye-Syndrom) die Einzeldosis 10 mg pro Kilogramm Körpergewicht und die Tagesdosis 25 mg pro Kilogramm Körpergewicht nicht überschreiten.

Bei Kindern lindern diese Schmerzmittel meist auch die begleitende Übelkeit in zufriedenstellender Weise. Ansonsten kann zusätzlich ein Medikament gegen Brechreiz (Antiemetikum) eingenommen werden. Statt Metoclopramid, das häufig in der Behandlung der Migräne Erwachsener (Tab. 23) eingesetzt wird, sollte bei Kindern Domperidon (Tab. 30) zur Anwendung gelangen.

Sind die «einfachen» Schmerzmittel nicht ausreichend wirksam (Stufe 3 und 4), kann die Gabe von Sumatriptan (z. B. als Nasenspray) als spezifisches Migränemedikament aus der Substanzklasse der Triptane erforderlich werden. Außer Sumatriptan, das zur Behandlung schwerer Migräneattacken für Kinder ab dem 12. Lebensjahr zugelassen ist, ist zur Behandlung einer kindlichen oder jugendlichen Migräne (bis zum 18. Lebensjahr) kein weiteres Triptan zugelassen. In Studien hat sich auch Zolmitriptan, als Nasenspray oder als Schmelztablette verabreicht, als wirksam erwiesen. Eine Zulassung zur Verschreibung liegt allerdings nicht vor.

Nur im äußersten Notfall muss zusätzlich ein beruhigendes Medikament verabreicht werden, um so einen entspannenden

**Tabelle 30**: Auswahl medikamentöser Behandlungsmöglichkeiten
akuter Migräneattacken im Kindes- und Jugendalter

| Medikament (Darreichungsformen) | Dosierung |
| --- | --- |
| *Medikamente gegen Übelkeit, Brechreiz und Erbrechen* Domperidon-Tropfen* | 1 Tropfen/kg Körpergewicht (KG) vor Einnahme der schmerzwirksamen Medikamente max. 33 Tropfen pro Einzeldosis |
| *Medikamente gegen Kopfschmerz* Medikamente der ersten Wahl Analgetika: Ibuprofen (oral, rektal) | 10–15 mg/kg KG max. 40 mg/kg KG/Tag |
| Paracetamol (oral, rektal) | oral 15 mg/kg KG rektal 20–25 mg/kg KG max. 90 mg/kg KG/Tag |
| Medikamente der zweiten Wahl Triptane: Sumatriptan (nasal)** | 10 mg |

\* Für Kinder unter 4 Jahren nicht zugelassen («off-label»)
\*\* Für Kinder unter 12 Jahren nicht zugelassen («off-label»)

Schlaf zu ermöglichen, aus dem die Kinder häufig kopfschmerzfrei erwachen.

Die zur Behandlung der akuten Migräneattacken im Kindesalter empfohlenen Medikamente sind in Tabelle 30 aufgelistet.

Ist eine Migräneattacke auf diesem Wege mit eigener Einnahme der Medikamente nicht beherrschbar (Stufe 4), kann es
erforderlich werden, dass mit ärztlicher Hilfe die Substanzen,
insbesondere die Schmerzmittel, intravenös verabreicht werden.
Dies gilt ganz besonders, wenn die Migräneattacke länger als
zwei Tage anhält und sich ein Migränestatus (Status migraenosus)
entwickelt. In diesem Fall kann ärztlicherseits die zusätzliche intravenöse Gabe von Cortison, entwässernden und beruhigenden
Medikamenten oder von Magnesium erforderlich werden.

Beschränkt auf Notfallsituationen mit strenger Indikation kann auch durch den Spezialisten Sumatriptan als subkutane Applikation unter die Haut injiziert werden. Diese «off-label»-Therapie beruht auf Erfahrungswerten und ist nicht durch Zulassungsstudien belegt. Sie sollte deshalb nur in enger Absprache mit dem Patienten und den Eltern erfolgen. In Ergänzung zu der derzeitigen 6-mg-Dosierung wird in Zukunft auch eine subkutane 3-mg-Einzeldosierung erhältlich sein.

Auch Kinder können aus einer einfachen Migräne eine chronische Migräne mit Auftreten eines täglichen bzw. fast täglichen Kopfschmerzes über zumindest vier Stunden am Tag entwickeln, der meist einem Mischbild aus Migräne und Spannungskopfschmerz ähnelt. Dies gilt für etwa sieben von hundert betroffenen Kindern.

### d) Prophylaxe

Zur Vermeidung einer solchen Chronifizierung sind vorbeugende Maßnahmen erforderlich. Häufig führen schmerzbedingte Fehlzeiten in der Schule und dadurch bedingte Verschlechterung der Schulleistungen, aber auch die Beeinträchtigung außerschulischer Aktivitäten durch häufige Migräneattacken dazu, dass vorbeugende Maßnahmen ergriffen werden.

Bei Kindern sind die nichtmedikamentösen allgemeinen Maßnahmen von besonderer Bedeutung. Diese umfassen wie bei den Erwachsenen u. a. Entspannungstechniken, Hypnoseverfahren, Biofeedback, Ausdauersportarten und schmerzpsychologische, verhaltenstherapeutisch orientierte Maßnahmen, die in spezialisierten Zentren als Gruppentraining angeboten werden. In einem solchen Rahmen können auch gegebenenfalls Ernährungsgewohnheiten verändert werden und diätetische Maßnahmen hilfreich sein. Die Eltern sollten beraten und in das Behandlungskonzept einbezogen werden.

Zeigen diese allgemeinen Maßnahmen keinen ausreichenden Erfolg, wird eine ergänzende medikamentöse Migränevorsorge erforderlich. Dies gilt, wenn weiterhin mehr als zwei Attacken pro Monat auftreten, die Einzelattacken in der Akutsituation unzureichend kupierbar sind und ein hoher Leidensdruck bei den Kindern fortbesteht, der sich meist in einem häufigen Aufsuchen der behandelnden Ärzte oder in häufigen Klinikeinweisungen äußert.

Vergleichbar der Erwachsenenmigräne werden am häufigsten Beta-Blocker (Metoprolol, Propranolol) in kindgerechter Dosierung eingesetzt. Die Wirksamkeit von Propranolol ist besser belegt als die von Metoprolol. Auch die abendliche Gabe eines Calciumantagonisten (Flunarizin) ist möglich. Die genannten Medikamente sind für Kinder und Jugendliche zur Migräneprophylaxe nicht zugelassen, haben jedoch in Studien eine Wirksamkeit gezeigt bzw. nahegelegt. Sämtliche Medikamente sollten langsam eindosiert, möglichst abends und ausreichend lange (circa sechs Monate) verabreicht werden und können verlaufsabhängig nach schrittweiser Dosisreduktion wieder abgesetzt werden. Auf patienteneigene Gegenanzeigen muss strikt geachtet werden. Über Nebenwirkungen muss aufgeklärt werden.

**Tabelle 31:** Auswahl empfohlener Substanzen zur medikamentösen Prophylaxe der Migräne im Kindes- und Jugendalter

| Substanz | Dosierung |
|---|---|
| Flunarizin («off-label») | 5 mg/Tag |
| Propranolol («off-label») | 3 x 20–40 mg/Tag (2 mg/kg KG) |
| Metoprolol («off-label») | 50–100 mg/Tag (1,5 mg/kg KG) |

«off-label»: für Kinder und Jugendliche nicht zugelassen

## Schlussbemerkung

Die Ausführungen haben gezeigt, dass die Migräne bei eingehender Erhebung der Vorgeschichte und bei sorgfältiger klinischer Untersuchung ohne aufwändige apparative Zusatzuntersuchungen zu diagnostizieren ist.

Wir können festhalten, dass etwa jeder Zehnte an Migräne leidet, der Erkrankungsgipfel im 35. bis 45. Lebensjahr liegt und dass die Migräne bei Frauen etwa doppelt so häufig wie bei Männern auftritt. Im Durchschnitt dauert eine Migräneatttacke nicht länger als einen Tag und tritt nicht häufiger als einmal im Monat auf. 10 bis 15 % der Migräneattacken geht eine Aura voraus.

Die Entstehungsbedingungen der Migräne sind vielschichtig. Ein genetischer Faktor wird angenommen; darüber hinaus eine Fehlfunktion der Membrankanäle der Nervenzellen, eine Störung des trigemino-vaskulären Systems mit einer perivaskulären neurogenen Entzündung, eine erhöhte Hirnstammaktivität sowie eine veränderte Erregbarkeit der Hirnrinde.

Die Attacken lassen sich mit Allgemeinmaßnahmen und der Einnahme von Analgetika oder Triptanen in Kombination mit Antiemetika behandeln. Zu beachten ist, dass bei Medikamentenübergebrauch die Gefahr einer Chronifizierung der Migräne besteht. Bleibt die Attackenkupierung unzureichend oder zeigen sich drei oder mehr Attacken pro Monat, wird eine medikamentöse Migräneprophylaxe über längere Zeit erforderlich. Im Rahmen eines multimodalen Therapiekonzeptes beinhaltet die Prophylaxe auch vegetativ-stabilisierende Maßnahmen, krankengymnastische Behandlung und schmerzpsychologische Strategien u. a. mit Entspannungstechniken, Biofeedback-Verfahren und verhaltenstherapeutischen Ansätzen. Die Effizienz der aufgezeigten therapeutischen Möglichkeiten ist aber nicht zuletzt eine Frage ihrer Umsetzung, und das heißt, sie hängt zu einem großen Teil auch von der Initiative des Patienten ab.

Weitere Informationen zur Migräne können der im Anhang aufgeführten Literatur entnommen und mit Hilfe der angegebenen Links im Internet abgerufen werden.

# Anhang

## I. «Checkliste Migräne»

| | |
|---|---|
| Charakter | pochend<br>hämmernd |
| Lokalisation | halbseitig<br>seitenwechselnd |
| Intensität | in der Attacke an Stärke zunehmend |
| Intensitätsmaximum | wechselnd, meist Stirn/Schläfe, z. B.<br>um das Auge |
| Beginn | nicht perakut schlagartig, sondern<br>subakut zunehmend |
| Dauer | 1 bis 2 Tage |
| Häufigkeit | attackenweise, ein- bis zweimal pro<br>Monat |
| Auslösefaktoren<br>(Trigger-/Provokationsfaktoren) | Stress<br>Nahrungsaufnahme<br>Hormone<br>Wetterwechsel<br>Tagesrhythmus-Änderung |
| Verstärkungsfaktoren<br>(Augmentationsfaktoren) | körperliche Tätigkeit<br>fehlende Reizabschirmung |
| Erleichterungsfaktoren<br>(Reduktionsfaktoren) | Entspannung<br>Schlaf<br>Reizabschirmung<br>Spezifische Medikation |
| Vorboten (Prodromi) | Gereiztheit<br>Stimmungsänderung<br>Konzentrationsminderung<br>Müdigkeit<br>Heißhunger |

| Aurazeichen | Sehstörungen |
| --- | --- |
| | Gefühlsstörungen |
| | Sprachstörungen |
| | Lähmung |
| Begleitbeschwerden | Übelkeit |
| | Erbrechen |
| | Licht-, Geräusch- oder Geruchsüberempfindlichkeit |
| Erstmanifestation | Pubertät |
| Familienanamnese | häufig positiv, Belastung mütterlicherseits |
| Bisherige Therapie | z. B. Triptanwirksamkeit |

Ungeachtet einer individuellen Variationsbreite werden diagnostisch weiterführende Migräne-Charakteristika in der Checkliste aufgeführt.

## 2. Kopfschmerz-Kalender

Das Führen eines Kopfschmerz-Kalenders mit Eintragung der Migräneattacken, der Begleiterscheinungen sowie der eingenommenen Medikamente und deren Wirksamkeit ist hilfreich zur Beurteilung der Effizienz der Behandlungsmaßnahmen zur Attackenkupierung wie auch zur Migränevorsorge sowie zur Vermeidung eines möglichen Medikamentenübergebrauchs mit der Gefahr der Chronifizierung des Migräneleidens.

Ein Muster eines Kopfschmerz-Kalenders ist mit freundlicher Genehmigung der Deutschen Migräne- und Kopfschmerzgesellschaft nachstehend abgebildet. Er kann auch aus dem Internet unter www.dmkg.org abgerufen werden.

DEUTSCHE MIGRÄNE-
UND KOPFSCHMERZ-
GESELLSCHAFT

# Kopfschmerz-Kalender

**Bitte vermerken Sie Ihre Medikamente, die Sie bei Kopfschmerzen einnehmen:**

A.

B.

C.

**Schmerzstärke:**

✗ stark　∎ mittel　✓ leicht

**Dauer:**

○ weniger als 6 Stunden

● 7-12 Stunden

▶ länger als 12 Stunden

**Psychische und körperliche Auslöser**

1. Aufregung/Stress
2. Erholungsphase
3. Änderung im Schlaf/Wach-Rhythmus
4. Menstruation
5. Ihr persönlicher

Auslöser

6. Ein weiterer persönlicher

Auslöser

**Nahrungsmittel/Getränke als Auslöser**

A. Käse
B. Alkoholische Getränke
C. Schokolade
D. Kaffee, Cola
E. Ihr persönlicher Auslöser
F. Ein weiterer Auslöser

**Bitte tragen Sie Symbol, Zahl oder Buchstabe ein.**

**MONAT** ........

| Tag | Stärke | Dauer | Schmerzart und Ort pulsierend/pochend | dumpf/drückend | Einseitig | Beidseitig | Begleitsymptome Erbrechen | Übelkeit | Lärmscheu | Lichtscheu | Sehstörungen |
|---|---|---|---|---|---|---|---|---|---|---|---|
| 1 | | | | | | | | | | | |
| 2 | | | | | | | | | | | |
| 3 | | | | | | | | | | | |
| 4 | | | | | | | | | | | |
| 5 | | | | | | | | | | | |
| 6 | | | | | | | | | | | |
| 7 | | | | | | | | | | | |
| 8 | | | | | | | | | | | |
| 9 | | | | | | | | | | | |
| 10 | | | | | | | | | | | |
| 11 | | | | | | | | | | | |
| 12 | | | | | | | | | | | |
| 13 | | | | | | | | | | | |
| 14 | | | | | | | | | | | |
| 15 | | | | | | | | | | | |
| 16 | | | | | | | | | | | |
| 17 | | | | | | | | | | | |
| 18 | | | | | | | | | | | |
| 19 | | | | | | | | | | | |
| 20 | | | | | | | | | | | |
| 21 | | | | | | | | | | | |
| 22 | | | | | | | | | | | |
| 23 | | | | | | | | | | | |
| 24 | | | | | | | | | | | |
| 25 | | | | | | | | | | | |
| 26 | | | | | | | | | | | |
| 27 | | | | | | | | | | | |
| 28 | | | | | | | | | | | |
| 29 | | | | | | | | | | | |
| 30 | | | | | | | | | | | |
| 31 | | | | | | | | | | | |

| Tag | Auslöser | Medikamente | Anzahl der Tropfen | Tabletten | Zäpfchen | Hat Ihnen das Mittel geholfen ja | nein | wenig |
|---|---|---|---|---|---|---|---|---|
| 1 | | | | | | | | |
| 2 | | | | | | | | |
| 3 | | | | | | | | |
| 4 | | | | | | | | |
| 5 | | | | | | | | |
| 6 | | | | | | | | |
| 7 | | | | | | | | |
| 8 | | | | | | | | |
| 9 | | | | | | | | |
| 10 | | | | | | | | |
| 11 | | | | | | | | |
| 12 | | | | | | | | |
| 13 | | | | | | | | |
| 14 | | | | | | | | |
| 15 | | | | | | | | |
| 16 | | | | | | | | |
| 17 | | | | | | | | |
| 18 | | | | | | | | |
| 19 | | | | | | | | |
| 20 | | | | | | | | |
| 21 | | | | | | | | |
| 22 | | | | | | | | |
| 23 | | | | | | | | |
| 24 | | | | | | | | |
| 25 | | | | | | | | |
| 26 | | | | | | | | |
| 27 | | | | | | | | |
| 28 | | | | | | | | |
| 29 | | | | | | | | |
| 30 | | | | | | | | |
| 31 | | | | | | | | |

# 3. Literatur

### Allgemeinverständliche Literatur

Diener, H.-C.: Migräne-Taschenatlas spezial, 2. Auflage. Thieme: Stuttgart/
New York 2006

Diener, H.-C.: Migräne: Ein Leitfaden für Betroffene. Trias: Stuttgart/New
York 2006

Diener, H.-C.: Wirksame Hilfe bei Migräne. Trias: Stuttgart/New York
2007

Evers, S.: Fakten. Migräne. Thieme: Stuttgart/New York 2006

Gendolla, A./Pross, J.: Kopfschmerzen. So bekommen Sie Ihre Krankheit in
den Griff. Falken: Niedernhausen 2002

Göbel, H.: Kursbuch Migräne, 3. Auflage. Südwest: München 2005

Göbel, H.: Migräne und Kopfschmerzen. Hilfe zur Selbsthilfe: Schmerzattacken lindern und behandeln. Südwest: München 2006

Limmroth, V.: Kopf- und Gesichtsschmerzen. Schattauer: Stuttgart/New
York 2007

Peikert, A.: Der große TRIAS-Ratgeber Kopfschmerzen, Migräne und Neu-
ralgien. Trias: Stuttgart 2003

Peikert, A.: Frei von Kopfschmerzen und Migräne. Ursachen erkennen, behandeln, vorbeugen. Gondrom: Bindlach 2004

### Weiterführende und vertiefende Literatur

Diener, H.-C.: Referenzreihe Neurologie: Kopfschmerzen. Thieme: Stutt-
gart/New York 2003

Diener, H.-C.: Leitlinien für Diagnostik und Therapie in der Neurologie,
3. Auflage. Thieme: Stuttgart/New York 2005

Göbel, H.: Die Kopfschmerzen. Springer: Berlin 2004

Jost, H./Selbach, O.: Therapie der Migräne. Uni-Med: Bremen 2001

Keidel, M.: Kopfschmerz-Management in der Praxis. Thieme: Stuttgart/
New York 2006

Olesen, J. u. a. (Hrsg.): The Headaches, 3. Auflage. Lippincott Williams &
Wilkins: Philadelphia 2005

### Informationsschriften

Kopfschmerzen und Migräne bei Kindern in Frage und Antwort. Migräne-
Liga e. V. Deutschland. BEK: Wuppertal 2005

Diener, H.-C./Seddigh, S: Kopfschmerzen. Therapietabellen Neurologie/
Psychiatrie, 3. Auflage, Nr. 31. Westermayer: Pentenried 2006

## 4. Migräne- und Kopfschmerzinformationen im Internet
(alphabetisch geordnete Fachgesellschaften, Kommissionen und
Selbsthilfegruppen; ohne Anspruch auf Vollständigkeit)

Arzneimittelkommission der Deutschen Ärzteschaft
http://www.dgn-internet.de

Bundesverband Deutsche Schmerzhilfe
http://www.schmerzselbsthilfe.de

Canadian Medical Association
http://www.ama-assn.org

Clusterkopfschmerz-Selbsthilfegruppe
http://www.clusterkopf.de

Deutsche Gesellschaft für Neurologie (DGN)
http://www.dgn.org

Deutsche Gesellschaft für Psychiatrie, Psychotherapie und Nervenheil-
kunde/AWMF
http://www.uni-duesseldorf.de/WWW/AWMF

Deutsche Gesellschaft für Psychologische Schmerztherapie
http://www.dgpsf.de

Deutsche Gesellschaft für Schmerztherapie (DGS)
http://www.dgschmerztherapie.de

Deutsche Gesellschaft zum Studium des Schmerzes e. V. (DGSS)
http://www.dgss.org

Deutsche interdisziplinäre Vereinigung für Schmerztherapie (DIVS)
http://www.divs-ev.de

Deutsche Migräne- und Kopfschmerzgesellschaft (DMKG)
http://www.dmkg.org

Deutsche Schmerzliga e. V.
http://www.schmerzliga.de

Deutsches Grünes Kreuz
http://www.forum-schmerz.de

Gesellschaft für Neuropädiatrie/AWMF
http://www.uni-duesseldorf.de/WWW/AWMF

Institute for Clinical System Improvement (ICSI)
http://www.icsi.org

International Headache Society
http://www.i-h-s.org

IHS-Klassifikation
http://www.ihs-klassifikation.de

Kopfschmerz Forum, Österreich
http://www.kopfschmerzforum.at

Migraine Action Association
http://www.migraine.org.uk

Migraine Action, Förderverein Schweiz
http://www.migraine-action.ch

Migraine Trust
http://www.migrainetrust.org

Migräne-Akademie
http://www.migraene-akademie.de

Migräneliga
http://www.migraeneliga-deutschland.de

National Headache Foundation
http://www.headaches.org

NSW Therapeutic Assessment Group
http://www.nswtag.org.au

Österreichische Schmerzgesellschaft
http://www.oesg.at

Schmerznetz Österreich
http://www.schmerznetz.at

Schweizerische Gesellschaft zum Studium des Schmerzes
http://www.pain.ch

Schweizerische Kopfwehgesellschaft
http://www.headache.ch

U.S. Headache Consortium/American Academy of Neurology
http://www.aan.com

World Headache Alliance
http://www.w-h-a.org

## 5. Register